〔復刻版〕

精神医学的作業療法の実際

—Occupational Therapy—

長谷川峰子

Community CBR Based Rehabilitation

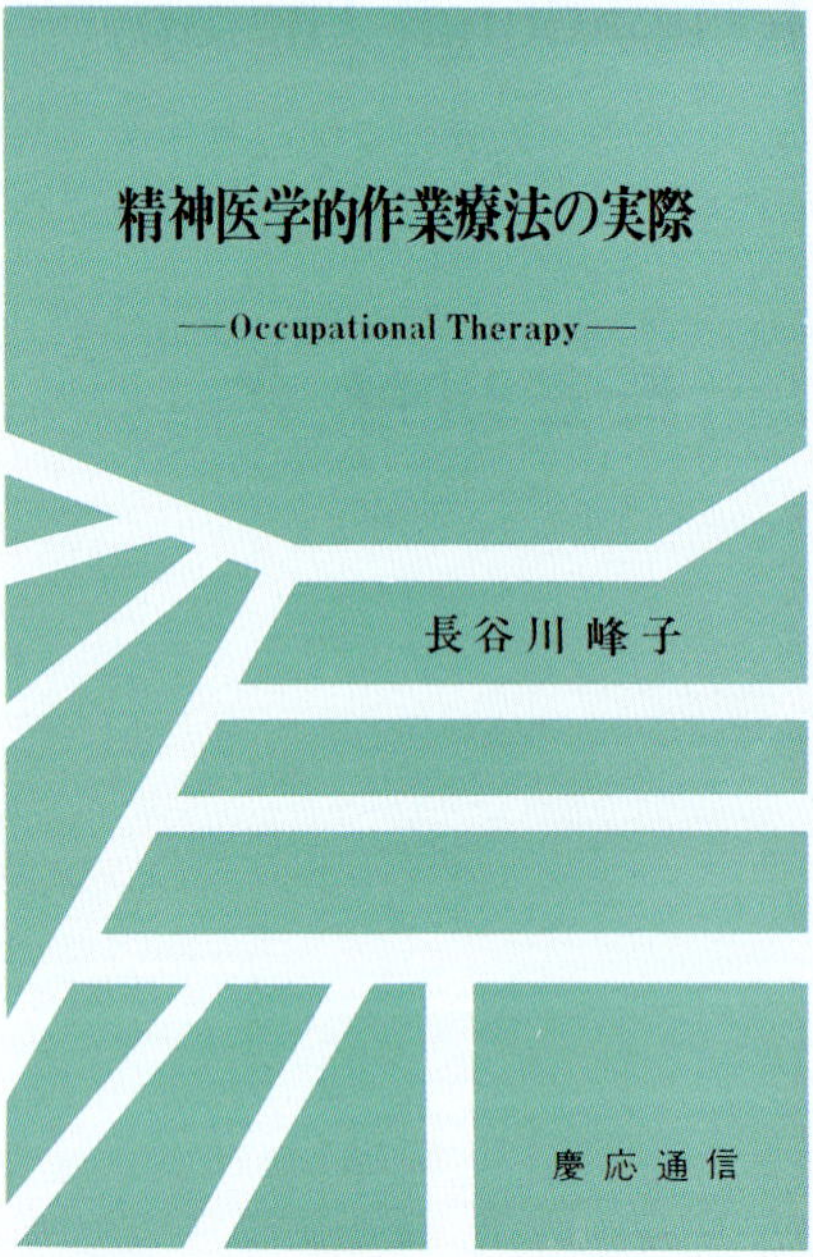

写真は本書初版出版時の表紙カバー.
慶應通信株式会社(現慶應義塾大学出版会),
1969年8月20日発行時のもの

推薦文

リハビリテーション医療の従事者として、日本に作業療法士という資格が法定されたのは、昭和四十年六月二十九日（法律137号：理学療法士及び作業療法士法）のことです。国は昭和三十八年四月に国立療養所東京病院に付属リハビリテーション学院を設置し、専門技術者の養成を開始し、同年六月にP・T、O・T身分制度調査会を設けて資格制度の在り方の検討を始めました。これら準備し始めてから法定まで、二年以上の年月が経っていました。

著者の長谷川峰子氏は、この時期のおよそ十年前の昭和二十六年に米国に渡り、オレゴン州立大学に留学し、アイオワ州立精神病院での臨床実習を含め、米国で精神医学的作業療法を学ばれました。二年半の留学後、昭和五十三年に退職されるまでの約二十五年間、まだ十分に育っていない日本の精神科病院に、個人の治療に目を向ける米国の精神医学的作業療法の種を蒔き続けられました。その活動は帰国直後の北海道札幌医科大学を皮きりに、神奈川県立芹香院、愛知県立城山病院、九州大学心療内科、堺市三国が丘病院、神奈川県立せりがや園などを経て神奈川県大和病院で退職されるまでの間全国津々浦々9施設で作業療法の臨床に携わられただけでなく、日本作業療法士協会初代会長の鈴木明子氏がOTの道を目指す契機となったといわれる講演など、OTの普及にとって多大な貢献をされておられます。

著者が精神医学的作業療法を学ばれていた時期の米国は、すでに作業療法士資格は公認され、免許取得コースとして認可されていた専門学校・大学が十五校程度はあったと思われます。同じ時期、南カリフォルニア大学とニューヨーク大学には修士課程が設置されていますので、日本の作業療法の教育体制は米国のそれと比較して三十～四十年の差が存在することになります。しかしながら、広大な米国の地にあっては、留学先のすべてにあまねくOT養成課程が整えられていたわけもなく、また日本においては、昭和二十三年に保健婦助産婦看護婦法（現保健師助産師看護師法）がやっと施行されたばかりで、医療専門職のありようについての情報も十分に得られない時期であり、著者が米国の作業療法士資格の取得にこだわらなかった状況が容易に理解できます。

本著で語られているアイオワ州立精神病院の「精神医学的作業療法」は、著者の考えの背景は具体的には述べられていませんが、時期的にはFidler夫妻による精神力動的アプローチの考え方の影響があったと推測します。つまり、治療促進を目指す集団の利用プロセス、作業手段の意味づけ、投影法研究の奨励、非言語的交流を介しての個人の理解など、集団の作業というよりは、個人療法に目が向けられていたことが理解できます。

本著の復刻を機に、作業療法を学ぶ学生に作業療法の貴重な一つの歴史書として手に取り、読むことをお薦めします。日本人の大部分が自分の家族の生活を守るべくがむしゃらに働いていた戦後間もない時期に、優秀な若い一人の女性が、米国に作業療法を学びに旅立ち、帰国後に米国で学んだ知識・技術を基に、日本の精神科作業療法の普及に尽力されたことを、私たち作業療法士は忘れてはなりません。２０１４年に世界作業療法連盟による世界大会が日本で（横浜）開催される時代になりました。量的にも質的にも成長した今の日本の作業療法士に、六十一年前に米国の作業療法の情報を持ち帰り、日本に作業療法の種を蒔いた著者の功績を改めて確認し、感謝しようではありませんか。

二〇一二年八月一五日

国際医療福祉大学副学長
前日本作業療法士協会会長
杉　原　素　子

作業療法留学はその頃のGirl's Dreamだった

写真はA Girl'S Dreamとして，著者の作業療法留学までのあらましと，当時不可欠であった著者の現地保証人を引受けてくれたアメリカ人との善意の絆を紹介した現地メディアの記事．

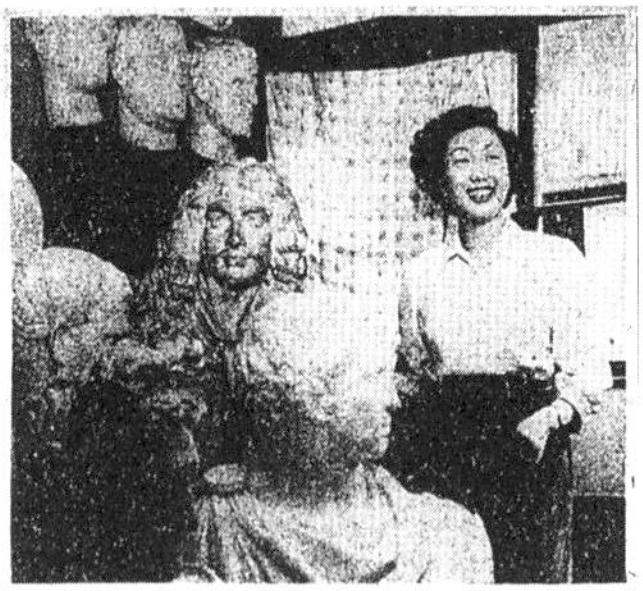

MINEKO IMAI AND HER father's friends...a plan for the people of Hokkaido. --PHOTO BY RON PYER.

A girl's dream...

IF YOU'VE EVER SPENT a few days in the 161st Station hospital in Sapporo, you've perhaps met Mineko Imai, a good-looking Japanese girl with a pleasant smile and a serious mind.

For the past three and a half years, she has worked in the hospital teaching handicrafts to American soldiers as a part of the hospital's occupational therapy work.

She has made friends among Thunderbirds, but this week she was saying goodbye to them. She leaves in a few days for the States to attend the University of Oregon.

Filled with her own ideas about how to help Japan, Mineko started planning her trip more than a year ago and all because of a hobby.

"When I was a little girl, I made dolls and handbags," she said. "It was just a hobby for me to enjoy."

She finished at the prefectural girls' high school in Sapporo in 1946 and studied English for a year at the Sapporo Higher English institute. Then she went to work as a translator in the 161st hospital.

"The Red Cross woman asked me one day if I would help her in the handicraft classes. I didn't know anything about it except how to make dolls and handbags. Not very practical for soldiers but she taught me other crafts."

During the next three years, hundreds of sick and injured soldiers learned from Mineko how to pass the long hours in the hospital by making things with their hands.

If she could help soldiers fill their dreary hours, why couldn't she help her own people in the same way, Mineko wondered. She thought of the long and cold Hokkaido winters which keep people indoors for weeks.

"THE CHILDREN AND THE grown people, too, have so little to do during the winter," she explained.

Maybe it would help if they learned such things as basket weaving and wood block printing. But in Japan, she learned, there are no colleges where one can learn how to teach handicrafts to others.

Meanwhile, a group of seven Japanese and seven American businessmen and leaders in Hokkaido organized the Hokkaido American scholarship committee. Through gifts and benefits, the committee raised enough money to pay traveling expenses to the U.S. for six Japanese students. Examinations were given to 130 and Mineko was one of the six accepted.

Then she won a scholarship from the University of Oregon, and William Tugman, publisher of the Eugene, Ore., Register-Guard agreed to sponsor her two-year stay in the United States.

"Now I'll study industrial arts and see how democracy works in your country so I can help my own people."

Next week, the 22-year-old girl will say goodbye to her father's art shop, cluttered with paintings and plaster of Paris busts of famous people, and leave for the longest trip of her life. There are soldiers here who will miss her but who wish her well in our own homeland.

--AK

復刻版出版にあたって

第2次世界大戦終了後戦後処理もすんでいない1951年，当時米軍衛戍病院で通訳兼任OT助手として勤務していた22歳の女性が，北海道庁からの奨学金とアメリカ政府の支援のもとに，作業療法を学ぶべくオレゴン大学に留学しました．

この留学は前頁に掲載致しましたごとく，日米両国の懸け橋となる夢のOT留学，A Girl's Dream　として両国のメディアから注目されたものでした．おそらく戦後はじめての女性の奨学金留学が作業療法であったことになります．

本書はその際の，経緯，留学体験，帰国後の作業療法実践について著者が1969年に慶應通信株式会社より「精神医学的作業療法の実際」として出版され1974年の第3版をもって絶版となっていたものです．

弊社では作業療法につき我が国で初めてアメリカに学び，もちろん帰国当時日本にはまだ作業療法の資格制度などなく，任意の名称ではありましたが作業療法士よる我が国で最初の精神科作業療法の本として，その歴史的価値を重視し，かねてより復刻いたしたいと願っておりましたがこの度，慶應義塾大学出版会の御厚意により出版を実現させていただくことができました．心より感謝申し上げるとともに慶應義塾大学出版会が原出版社であることをここに明記致します．

なお，本書は原書序文にもありますように，1960年ころの実情の中で骨格部分が執筆されており，現在からみると，適切ではない言葉や文章が用いられておりますが，復刻版という趣旨より，できるかぎり修正することなくそのまま再現いたしております．

株式会社　シービーアール

序　文

著者長谷川峰子女史は、日本における最初で唯一人の心理作業療法の専門家である。米国の著名な大学と病院で正規の教育を受けて来ている。帰国後間もない昭和二十九年二月、女史の話を聞き非常に興味をおぼえ、私たちの扱っている札幌医大円山分院の精神病者に実施してもらうことにした。私たちの病院で一年間勤務され、結婚のため転居後、神奈川県立芹香院で、次いで夫君転任により小樽市石橋病院で引き続き同療法を実施しておられる。

私は一年間親しく本作業療法の実施情況を見る機会を得たが、数々の驚きを感じ、また教えられる点も多大であった。

先ず第一に、本療法は従来のいわゆる作業療法とは根本的に理念の相違があることである。従来の作業療法は慢性精神病者の精神的荒廃を防止するという消極的目的で行なわれ、専門の指導者もなく、看護婦の暇の時間にのみ行なわれていた。作業の方法も遊戯、スポーツ、散歩、畑仕事、工作等あるが、必ずしも患者の興味を活用するわけではなかった。また、作業は収益を目的としたり、最も悪い例としては、病院の雑役に強制的に使役することを作業療法と称しているものすらある。

それに対して本法は積極的に治療の目的で行なうものであって、時に軽快程度の診断にもなる。従って、医学的療法とほとんど並行して早期に新鮮例にすら実施するのである。患者の嗜好に合った作業や趣味を見出し、それを伸ばすことによって、退行した精神を啓発することに主力を置き、できた作品の巧拙や商品価値は全く問わないで、完成への努力の過程がたいせつなのである。

実のところ、これまでは医師や看護婦は医学的治療に多忙であって、患者の精神生活やそれを豊かにする教育にはまったく無関心であった。また、病気は治っても、病気やショック療法の後遺障害に対する処置にも無関心であった。しかし、実はこの人格の再構成への助力こそたいせつなのであって、かかる従来の治療体系の欠陥を、この心理作業療法は完全に補ってくれると思う。

次に驚かされるのはこの療法の効果である。精神分裂病が作業療法のみで治るとは思われないが、既存の医学的療法と並行して行なうことによって効果を著しく向上することは確かである。急性の精神症状が一応消失しても、自閉症や感情鈍麻がなお残っている患者は多いが、かかる患者にも著効を現わす。絵画や工芸を完成しようとする努力や興味は、眠っていた感動性を啓発し、集団作業は社会性を回復し、正常な社会生活への道が開かれる。初めの数カ月は目立たないが、半年もたつと、患者個人には効果の起伏はあっても、病室全体として生き生きとした明るい雰囲気に満ち満ちてくる。その上、患者同士が親しくなり、互いに助け合う社会性も生じてくるのである。

もう一つ私が感心したのは、長谷川女史が固い信念と並々ならぬ熱意の持ち主であることである。新しい仕事は各方面の抵抗に直面するものであるが、女史は終始笑顔をくずさず、みごとにそれを克服した。常に気の毒な患者のためにという人道主義に徹した信念は、未開人を教化する牧師の態度のようであった。教養の低い掴みどころのない患者に対しても極力その好みを見出し、驚くべき辛抱強さで工作等を教え込む。療法実施もいそがしいが、それに先きだつ材料集め、新法の研究、ダンス教育、運動会計画や賞品集めもたいへんである。その上、患者のためにと指人形や児童の芝居まで頼んで観せていた。かくて、患者が女史を慕うこと姉のごとく、また園児の保母に対するごとくであった。この熱意と人徳があればこそ、この趣味を通じての精神教育が本来の効果を生じてきたのである。この点から見ても、理想的な心理作業療法の専門家と言えよう。

私は本書の草稿を見せていただいたが、先駆者として本療法を習得するまでの苦心や体験が生々しく描かれていて、私たち精神科医にも非常に参考になった。子を持つ父母、児童・矯正教育家にも参考になろう。敢えて一読をお奨めする次第である。

昭和三十一年十月

札幌医科大学教授
附属円山（精神科）分院長
中川秀三

序　文

中川秀三教授の序文にあるように、本書の骨子はすでに十数年前に出来上がっていたので、その原稿はずいぶん長らくうずもれていたと言えるが、今これを読み直してみても少しも古く感じない。現実の問題、否むしろ将来の課題のような感じを受けるのである。それもそのはずで、著者は十数年前に書いた骨子に毎年肉を付け、血を流し、生き生きとした名著に仕上げをしたのである。出版とはこのようなものでなくてはならぬ。永遠の価値があってこそ真の書物と言えるのである。

O・T療法とは、単なる作業療法ではなく、手足の筋肉の訓練でもない。実に深い精神医学や心理学の専門的の応用科学である。こんな意味の療法は日本では未だ専門家もないありさまで、あまり進歩していない。精神医学はその間長足の進歩を来たしたが、日本においては医療法の関係で、薬以外の治療法は話しにならないほどおくれている。従って本書は、アメリカの真のO・T療法を日本に移植する最初のパイオニア的仕事と言える。

本書の重点は、それが著者の血の出るような実践の記録であり、人間を救う道が如実に説かれているということにある。心の悩みがいかにしてほぐされたかが、一つ一つ実例をあげて示されている。言葉は平易であるが、言外に流れる人類愛、特にその社会精神医学的の思想にはまことに深く新鮮なものがある。

本書が日本の精神病治療に関係のある医師や看護婦、更に青少年問題と取り組むカウンセラーたちに読まれたなら大きな進歩と希望が持たれるであろうし、臨床心理学者やソシァルワーカー、リハビリテーション医学にたずさわる人々に無二の参考書となるであろう。なお特殊学級担当の教員、幼稚園の先生、保健婦さんや、広く社会開発をこころざす文部、厚生関係の指導者、ＰＴＡや婦人会の幹部の皆さんにも読んでいただきたいと思う。

日本の社会精神医学はまだまだおくれており、無知や迷信が広くはびこっている。それらを是正するためにも、本書が各層の識者に読まれることを望んでやまない。

昭和四十四年春

元九大・大阪市立大教授
堺市三国丘病院長

中　脩　三

目次

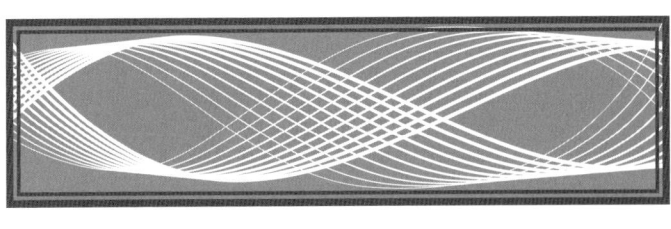

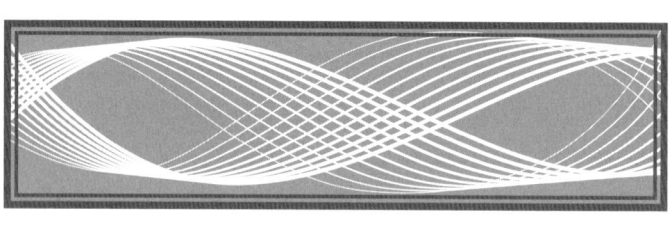

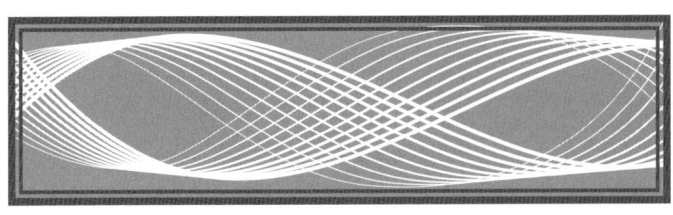

精神医学的作業療法の実際

—Occupational Therapy—

一、アイオワ州立精神病院

一九五三年五月、二年間の米国オレゴン州立大学（ユージン市）留学生活を無事終えて、私は次の課程の精神病院インターンのため、アイオワ州デモエン市へ向かって独り旅立った。

おそらくは再び巡り来ぬ機会と思い、西部の著名都市サンフランシスコ、ソルトレイクシティー、デンバー、オマハ等を巡訪したのち、目的地に着いたのは六月十二日の夕刻だった。さっそくインターン学生としてのオリエンテーション（予備教育）を受講する会場へ案内された。学生はドイツ、スエーデン、イストニヤ、メキシコの各国人と日本人の私という五人の留学生を含めて総勢十六人であった。

私たちは六月十七日からアイオワ州立精神病院のインターン学生となる予定で、そのためのオリエンテーションとして、五日間にわたって近くの精神病院から講師を招き、実習に必要な予備知識を与えられるため精神医学、精神衛生学、心理学、社会学等が講義されたのである。

受講生たちはそれぞれ初めて勤務する精神病院を想像し、新しい仕事の期待に夢をふくらませる反面、おそらくは初めて精神病者に接することへの漠然たる恐怖の念にかり立てられたことであろう

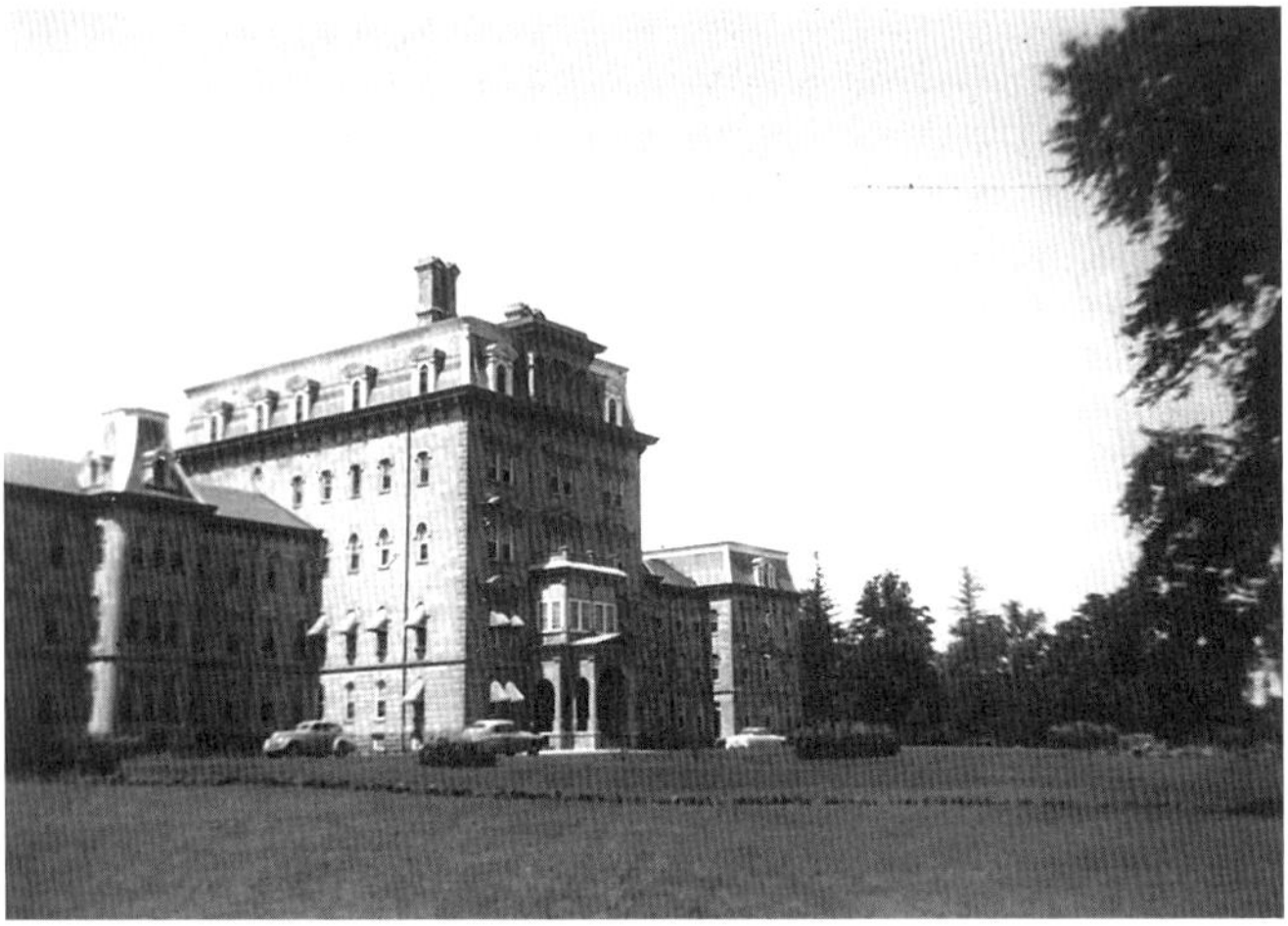

アイオワ州立精神病院の本館正面

が、特に私に恐怖心を起こさせたのは、或るドクターの講義の中に出てきた狂暴性の患者の話だった。手の指の間に剃刀《かみそり》の刃をはさんで、病室のドアを開けたとたんに医者や看護人に切りかかるとか、食べ残しのパンや肉をためておいて腐敗させたものを顔にぶつけたり、手足の爪でひっかいたりする話を聞かされて、私はゾッとしてしまった。(注)

(注) もっともこんなことは現在薬物療法の進んだ精神病院では全くないことで、これは昔の旧い型の病院での話しであることを申し添えておく。一部のことはいざしらず、日本においてもいわゆる開放病棟は内科の病棟よりも静かで、作業療法、レクリエーション療法が完備し、社会復帰も昔の数倍に増加し、入院の必要性はだんだん少なくなっているのである。

六月十七日早朝、私たちはデモエン市を自動車で出発し、午後二時ごろ、アイオア州立精神病院のあるインデペンデンスへ着いた。このあたりは見渡すかぎりのトウモロコシ畑で、山も川も湖も樹木もない全く平面的な無味乾燥な広がり。その黄色いトウモロコシ畑の中に四、五十万坪もの敷地を持ち、約二百人の従業員によって千五百余人の精神異常者を収容している白亜の病院がくっきりと浮かび出た。建物はイギリスの建築家が設計し、周りの庭園もイギリス人によって造園されたといわれるだけあって、一種の気品と威厳をそなえ、質素の中にもどこかがっちりとした感じで、病室の窓に普通の精神病院につきものの鉄格子がはまっていないことにも好感を持つことができたが、特に正面玄関前に純日本風の松が四、五本植えられてあるのが、何ともいえないほど私の心を慰めてくれた。

花壇の手入れをしている人や建物の間を忙しそうに往き来している人びとを見ていると、だれが患者か職員か見分けがつかない。患者といってもほとんどが肉体的には健康で、衣服も普通の人と変わらないからである。時折り白いユニホームに身を包んだ人を見て、あれが職員だなと思うくらいのものであった。

人事課へ行って登録の手続きをすませ、係員の案内でひとまず寄宿舎に落ちついた。寄宿舎といってもちょっとしたホテルぐらいの設備は整っており、部屋の壁やカーテン、ベッドカバーなどは精神病者に用いる色彩療法と同じにピンク系、ライトブルー系、ライトグリーン系、クリーム系など、部屋によって色分けしてある。私はどちらかというと明るい性質で落着きがないほうなので、ピンク系の部屋に入って陽気になりすぎてはいけないと思い、ライトグリーン系の部屋を選んでくつろいだ。最近は日本でもカラー・シーツが普及してきたようだが、ときどきシーツの色を取り替えるのは気分が変わってよいし、不眠症の人にもよい効果を及ぼすのではなかろうか。

同室したルームメイトはイストニヤの婦人で年のころ三十歳ぐらい、髪が黒く、目鼻だちが東洋的で、彼女も白人よりは私に親しみを感じたらしく喜んでくれた。ドイツの大学の心理学部を卒業したということだった。

翌朝病院長のウイリー博士のインタビューがあってインターンの受持場所が指定され、私は希望どおりO・T・D（精神医学的作業療法課）へ勤務することになった。十数名の専門の療法家と完備された施設を持ち、全米でも最も著名なこのO・T・Dに所属できたことはほんとうに幸いであった。

課長のミセス・プラットに紹介され、さっそく院内を見学して回った。この病院は四つの大きなビルからなっていて、本院には事務、外来、一般精神病患者の病棟、職員食堂の設備がある。すぐ左横の建物には神経症の患者と中毒精神病者とが入院しており、あとの二つの建物には男女別に、生涯をこの病院でおくるであろう分裂病患者が収容されている。

一般精神病患者の病棟はA・B・C・D・E・Fの六段階に分けられ、それぞれ病状によって区別されている。そのうちのA・Bは開放病棟といって終始鍵を開けてあるが、他の病棟は全部自由出入を禁じてある。

まず女子部のA病棟に入っていくと、六畳ぐらいずつに部屋が仕切られ、二人一室で、壁側にベッドが二つ置いてあり、窓には涼しそうなカーテンがかけられ、ベッドの横に机と椅子が一対、机の上にはラジオ、電気スタンドと並べてきれいな花が生けてある。その側で安楽椅子に腰を深く下ろして揺られながらレース編みをしている患者や本を読んでいる患者たちがいた。室内は全く清潔そのものである。患者の一人が私たちを見てニッコリほほえみ、「こんにちは」と愛想よく挨拶した。A・B病棟の患者たちは軽症者なので、私たちの見分けがつくらしい。

ところがC病棟では、ドアを開けたとたんにプーンと鼻にくるものがあった。それは慢性化した精神分裂症や麻痺性痴呆の、清潔感を失った患者の病室独特の匂いであった。ここには十七、八歳ぐらいから三十歳前後の患者が多く、絶えず廊下をうろうろ往き来しているものや、ドアや窓の側で下を向いて黙って立ちんぼうしているものや、うつ病らしい女の子がめそめそと泣いているのを見かけた。その子に「ハウ・アー・ユー?」と声をかけると、背を向けて大声をあげて泣きだした。看護人の話によると、彼女は二十三歳で、結婚式の寸前に急に発作を起こして倒れ、そのまま病院にかつぎ込まれて以来ずうっとこうして泣いているのだという。以前から極端に内気な性質で人に会うのをおっくうがり、人前に出ると顔をすぐ赤くして「みなが私を笑っている」と言って泣いたそうである。家にいても玄関のドアが開くとすぐ部屋にかくれたりなどして家人も悩んでいたらしい。(注)

（注）こんな患者も、その後の薬物ならびに精神療法の普及により、最近ではA・B病棟に入れるようになったと聞いている。

C病棟からD病棟に入ると、ツーンと来る悪臭はますます強くこたえ、思わず手に持っていたハンカチーフを鼻に当ててしばらく息を止めた。ここでは色彩療法を用いて各病室ごとに壁の色をそれぞれ色分けしてあるのが目を引いた。躁うつ病患者のうち、躁状態なのは比較的寒色、つまりブルー系やグリーン系の壁の部屋に入れ、うつ状態なのはその反対に暖色すなわちピンク系やクリーム系の部屋に入れてある。感情に敏感な精神病者は、ふだん住む部屋の壁の色によってもずいぶん気分を支配されるという。

ここでは不思議と肥満型の老婦人が目立つ。ほとんどが自分の髪や衣服の手入れすらできないらしく、一見したところメリケン粉の空袋から首と手足を出したような病院支給のドレスを着て、髪はオカッパかザン切り、四つか五つの幼児のようにヨチヨチと大きな体を左右にゆすぶって歩いている。私たちを見て鬼歯をむき出しにしてニヤッと笑うものやら、「あんたいつ入ったの？」と聞きながら近寄って来るものもいた。私がまじめな顔で「今日からしばらくあなたたちの面倒を見に来たのよ」と答えると、いきなり私の二倍もあるような大きな手を出して握手を求めてきた。見るからにうす汚いぶくぶくした手ではあったが、せっかくの好意に私も手を出して握手すると、「名前は何というの?」と尋ねるから「ミネコ・イマイ」(今井は私の旧姓)と答えると、「そんな英語は知らない」とゲラゲラ笑いだす。彼女は自己紹介して「自分はアイゼンハウワー大統領夫人で、ここは別荘であり、他の女たちは女中である。この夏避暑にここへやって来たが、食べものがまずくて困るからおいしく作るように言ってちょうだい」と得意気な表情で短い首をチョコンと横に曲げ、厚い胸を張って大きなゼスチャーをしてみせた。彼女はこの病院へ入院してすでに十数年、慢性分裂症患者で誇大妄想を持つ典型的なものだという。それにしても十数年間、外へ一歩も出ず、新聞もないこの病棟にいて、よく時の大統領の名前を知っているものだと感心させられた。(注)

(注) アメリカや欧州では昔ながらの考えで病棟を運営している所が多く、こんなになる患者が多いが、よく治療すると見違えるほどよくなるものであることがあとでわかった。

E・F病棟は主として狂暴性の患者を収容している。中でも手におえないような興奮状態にあるものは保護室(四畳半ぐらいの小部屋に洗面所・便所まであって、一歩も室外へ出なくても用をたすことのできるようになっている)に収容してある。ドアを開けたとたんに中から勢いよく二、三人の患者が私をつき飛ばすようにして出てきた。逃げられては大へんだと急いで引っぱりもどしたが、あとで聞くと、彼女たちは逃亡性や放浪癖を持っている患者たちだった。人の出入りを絶えずねらって逃げ出そうとしているのだという。(注)

（注）日本では現在保護室はほとんど使わないようになっている。この病院も今日ではよほど改善されたであろう。

躁うつ病の躁状態の患者がしきりに意味のないことを際限もなくしゃべっているかと思うと、次から次へと歌を歌いまくっているものや、すぐその側でダンスをしてひっくり返っている患者もいる。ロボトミーの手術（前頭葉の中央部の白質を切開して、治りにくい精神病を治そうとする手術）を受けたらしく、頭髪を丸坊主に刈られ男女の区別もむずかしいような容貌の患者がうつろな目で振り向いた。衣類をズタズタに破ってワカメのようになった布切れをまとっていたり、脳梅毒からきた麻痺性痴呆の丸裸のものもいる。見ていると全く男女の区別すら感じられない。

男子病棟も女子部と同じシステムで分けられている。Ａ・Ｂの開放病棟を訪れると、肉体的に健康な患者は作業療法の一環である農場、牧場、木工場、印刷工場等に出かけているため、病棟には四、五人青白い顔の患者が残っているだけだった。ＣとＤ病棟はほとんど同じ程度の病状をもつ患者たちで、午後のひと時をたのしそうにトランプやチェッカーなどをして遊んでいる。全く平和そのもので何の苦悩もないという顔つきである。掃除は女子病棟よりむしろ行き届いており、紙屑一つ落ちていない。

ここは女子禁制の病棟で、看護はいっさい男の看護人が見ているから、私たち女性の姿を見ると急にハッと下を向いて黙ってしまった。私が「今日は気分はどうですか？」と声をかけると、不思議そうなまなざしで私をちらっと見上げた。中には「外国の先生、オー元気です、元気です」と答えながら立ってきて「肩でもマッサージしてあげましょうか？」と言ってうしろから私の肩に手をかけるものもいる。あわてて振り向くと、長いあごひげを生やした五十歳ぐらいのやさしそうな顔をしたおじさんだった。彼はヨーロッパからアメリカへ渡ってきたアーミッシュ人種で、長いあごひげは既婚を表わしているのだそうだ。あまり宗教にこりすぎて精神異常になったのだそうで、或る罪を犯したことから絶えず悪魔が自分につきまとって邪魔をしていると思い込み、終始じっと床板を見つめて、そこにうつる悪魔の姿を探しているらしい。ときどき両手を上へ高く上げ、大声で笑いながら床板を両足で力いっぱいドタンドタンと踏みつける。その瞬間、つきまとっていた悪魔を踏み殺して自分が勝利を得たと思うらしい。妄想をいだいていてもこのように動作に表わさない患者が多く、何となく不自然なその姿を私たちは理解し難いことがしばしばあるが、彼の場合はその奇妙な恰好から糸口をつかむことができた。

本院の見学はそれぐらいにして、次にうしろのグロー・ホールとサニビラ・ホールへ行った。玄関の横がずうっとコンクリートの床のサンポーチになって、重々しい鉄格子ががっしりとはめられてある。その鉄格子の間に更に金網を張って、見るからに薄暗い陰気な病舎である。サンポーチには二、三十人の患者が何かしきりにわめきながら金網の間から手を出してこちらに向かって合図している。ここに収容されている患者たちはこの病院でもかなり古参の、まず退院の見込みのない人たちで、容貌までがすっかり動物めいた感じである。看護人の話によると医者の回診も週一回程度で、それも精神症状の診察というより内科的な病気の併発を防ぐための回診で、治療はほとんど施されていないという。

中へ一歩足を入れたとたんに、暑さと悪臭で息づまる思いだった。一つの大部屋に五十人ぐらいが雑居していて、年寄りが多く、体もだいぶ衰弱しているらしい。ちょうど昼食時だったので金属製のお盆で食事が次々と病室へ運ばれたが、まともにスプーンやフォークを使えるものは一人もいない。いきなり食器に口をつけたり、食器の中へ手をつっこみ、わしづかみにして口の中へほうりこんで、噛まずにのみ込んでしまう。私が見かねて手伝おうとしたが、ろくに口もきけないで、ただ「ウウ、ウ」としまりのない口から音がもれるような声をたてるだけである。それでもお盆の上の食べ物を端から順々にスプーンで口の中へ入れてあげ、やっと食べ終わらせたと思ったら、全部シーツの上に吐き出してしまって私を失望させた。いったいこの患者たちは将来どうなるのだろうと考えると、全く暗い気持に追い込まれる。私はこのような重症患者の取扱いには、まだ経験が乏しかったためもあって、息苦しい病室の空気にいたたまれず、早々に引きあげてきた。わずかの見学時間だったのに、屋外に出ていちばん感じたことは、新鮮な空気がなんとも言えなくおいしいことであった。この空気を思いきり胸いっぱいに吸い込んでやっと我に返ることができた。(注)

（注）この病院は欧米特有の大病院で、その根本原理は患者を隔離することにあった。しかしアメリカでも、最近はこんな病院はだんだん減少しつつある。一九五四年クロールプロマジンの発見は精神病院に光明を与え、それから急速に昔風の精神病院は姿を消しつつある。もし日本にこんな病院がまだあるとすれば、医療法の不備か、院長の考え方の問題であると言える。現在ではほとんど、ここで言うA・B・C病棟ぐらいの施設で充分と考えられる。

この病院のあるアイオワ州はアメリカの中部に位置し、一晩のうちにトウモロコシが三十センチものびると歌にうたわれているように、日中の日ざしは強烈で、折から寒暖計の水銀は華氏百度を越えていた。

午後は翌日から着用するユニホームの仕立てに取り組んだが、そのユニホームがまた一風変わっている。病院のユニホームといえば誰しも純白だと思いこんでいるが、われわれのはオレンジ色のジャンパー・スカートに白のブラウスで、見るからに暖みのある、そして親しみやすい感じのものであった。とかく精神病患者は白衣を見ただけで自分を固く一種の殻の中に閉じ込めて、患者自身のネイティブな（自然の、ありのままの）状態をかくしてしまうことがあるが、このユニホームは、私たちのいちばんたいせつな仕事の一つである患者の生活に融け込んで警戒心を取り除き、すなおな感情の動きから病状やその真因をさぐり出すのにふさわしいものであると思った。

二、O・Tとは何か

これから私が扱った患者の実例を述べる前に、O・Tの歴史と理論を簡単に説明しておきたい。

O・Tとは、オーキュペイショナル・セラピイ（Occupational Therapy）の略称で、日本語に訳すと「精神医学的作業療法」または「心理作業療法」などの言葉が適当ではないかと思う。

(1) O・Tの歴史

O・Tの淵源と思われるものは、一七四一年、フランスのフィリップ・ピネル（編集部校）博士が研究発表した趣味と娯楽を取り入れた治療法である。以来一八〇〇年を経て、一九二二年に初めてアメリカでO・Tに関する専門雑誌が発行され、また、第一次世界大戦の時にはヨーロッパのアメリカ陸軍病院でO・Tを負傷兵に実施したといわれている。しかしその後、経済事情や専門家の不足と一般社会の理解が乏しかったなどの理由から一時下火になって発展が遅れていたが、一九三五年にアメリカ医学協会がこの療法を認め、O・Tのスタンダードを定めてから全米三カ所に公認の専門学校が建てられたのが始まりで、次いで第二次世界大戦には広範囲にわたって利用され、私の滞米当時には三十校にのぼる専門学校または学部が大学に設けられ、政府では六千人の専門家の養成を要求してその発展に大きな期待をかけていた。

(2) O・Tの理論

O・Tの理論のポイントは次のようなものである。すなわち、世のいわゆる病気は多かれ少なかれ精神と肉体の両原因が作用し合っているものとし、いろいろな種類の病状を持つ患者、特に長期間の入院や療養を必要とする精神病患者、結核患者（特にアフター・ケアーの段階における患者）、肢体不自由者等を対象として、その治療期間を通じて普通社会の生活により近いもの、言いかえれば「生活の喜び」を感じさせるようにし、また、入院中無為に過ごすため意志感情がますます鈍麻していくのを防ぐとともに、精神的・肉体的な両面から適度な刺激を与えて、病的思想から遠ざけ、心身の活動をはかり、ふたたび社会へもどった時に不安なく日常生活に順応していけるように患者を教育指導してゆくこと、などにある。

O・Tでは患者の一人々々についてよく個人の能力、過去の経験、趣味、必要性、希望等を見出して適当なプログラムを与えることがたいせつである。このことがすべての基本となり、適当でないプログラムを与えては大きな効果は期待できない。
O・Tの大きな特徴の一つは、治療者が医者とも看護人とも違った立場にあることで、ある時には患者の友だちのような関係になって患者との間になごやかな雰囲気をかもし出し、製作中の患者の自然な状態から観察記録表の項目の一つ一つをチェックし、レポートを作って、主治医または必要に応じて他の治療関係者に参考資料として提出したり、総合ミーティング（院長はじめ各部、看護科等の代表者の会合）、ケース・スタディなどに紹介することもある。

【O・T観察記録表の一例】

病棟名
患者氏名
年齢
病名
治療目標
注意事項
（以上、主治医によって書き込まれる）

O・T開始年月日

一、O・Tに対する反応

①　自発的・機械的・受動的。
②　興味　強・中間・弱。

二、製作の仕方

①　工夫力　豊富・中間・貧困。
②　注意集中力　良・常・不良。
③　進歩
熟練により。興味の増大により。指導者の励ましにより。グループの励ましにより。体力活動力の向上により。
④　巧み
以前から技能があるため。能動的興味により。持続的努力により。
⑤　不完全
興味がないため。未熟なため。筋肉協動作用運動不足のため。感情興奮により。集中力低下により。
⑥　協同活動　良・常・不良。
⑦　独語　アル・ナシ。
⑧　独笑　アル・ナシ。

⑨　グループに対する態度
社会的・反社会的・攻撃的・従順・恥ずかしがる・支配的・愛想が良い・目立ちたがる・指導的・単なる一員。

⑩　指導者に対する態度
反抗的・従順・熱心・無関心・協調的・迷っている・尊敬している・尊敬していない・信頼している・信頼していない。

⑪　性質の変化
ぼんやりしている・冷淡になった・内気になった・楽天的になった・怒りやすくなった・怒らなくなった・自制心がついてきた・わがままになった・みだしなみがよくなった・言葉づかいがよくなった。

以上が主な項目である。

アイオワ州立精神病院のO・T・Dには、四つの部門、（a）美術療法、（b）手工芸療法、（c）音楽・レクリエーション療法、（d）作業療法、がある。以下、それらについて説明する。

（a）美術療法

O・Tの一つである美術療法とは、水彩、スケッチ、モザイク、版画、フィンガー・ペインテイング、壁画などを通じての療法であって、それらの種目を患者に与えて単に趣味的に扱う場合と、患者の作品を心理学者が見て心理分析をしたり、病気の進行状態を間接的にさぐり出して治療法の糸口とする場合などがある。また、個々の患者がそれぞれ独立して製作する場合と、合同で製作する場合とがある。ひとりでは自信がなかったり経験に乏しかったりして消極的な製作態度をとる患者や、社会性に欠けている患者たちには、一つのプロジェクトを四、五人のグループで合同製作するよう仕向け、互いに協力し合って作り方、色彩の選定などを相談しながら楽しく製作できるよう誘導する。

医師と患者が一対一で行なう普通の面接では十分に意思表示のできない患者が、美術療法で描く一枚の絵、その色彩、構図、形、画題等によって過去の経験、感情ばかりか、将来の夢すらも表現することがある。この場合、心理学者は一枚の絵を一つの言語として患者の表現しようとするものを読み取ることもできるのである。このことは、あとで述べるように、予想以上に利用できるようである。

（b）手工芸療法

手工芸療法では、木工、プラスティック細工、革細工、紙粘土細工、竹細工、製陶、鋳金、彫刻、模型製作等が男子部で用いられ、女子部では、洋裁、刺繍、織物、編物、人形製作、造花、ビニール編、レース編、デコラン、ペンテックス、モール細工等が用いられる。それらの作業効果は、でき上がった作品のよし悪しではなく、むしろその製作過程に重点がある。製作することによって自分なりの気晴らしをし、大なり小なりそれぞれに完成の満足感を味わい、何か作ることができたという感じによって、自信を失っている患者たちを励まし、自立感を与える結果となる。その意味においても、おのおのの部門にできるだけ豊富なプログラムを用意して、患者のセンスに最もふさわしい種目を与えることが肝要であり、必要に応じて治療者は創造的に臨機応変な処置をとらなければならない。指導に当たっては、指導というより、むしろ誘導する程度が望ましく、あまり治療者の意見や好みを入れることなく、できるだけ患者独自の独創性に富んだ作品ができるよう、常に雰囲気、患者同士の対人関係などに気を配らなければならない。

（c）音楽・レクリエーション療法

音楽に興味のある患者を集めてコーラス部や楽団を組織して情操的な訓練に役だたせ、躁病には沈んだ落着きのある曲を、うつ病には明るい楽しい曲をときどき聞かせて感情のバランスを図ったりする。音楽鑑賞会を月一回開き、感想を聞いたり、聞いた曲をテーマに物語を独創によって語らせ、あるいは作文を書かせたりなどもする。

また、野球、バレーボール、フォークダンス等、いろいろの団体ゲームに参加させることによって、団体の一員であるという自覚と責任感を持たせ、相互関係を考えて互いに協力し合うなど、チームワークのたいせつさをみずから悟るようにする。

月二回映画鑑賞会も催されるが、後日グループ・ディスカッションの場でその映画についての感想を述べたり、活発な意見の交換等が見られ、患者の考えを間接的に知ることができる。この場合のフィルムの選定や映写はレクリエーション療法家によってなされる。

一般に精神病患者の中でも特に女子は運動不足から一種独特の肥満型になっていく傾向があるにもかかわらず、美容体操を自発的にするものが少ないので、フォークダンスやバレーボールに参加させることによって、楽しみながら運動をさせるとともに、患者たちの集団社会性を引き出す。

(d) 作業療法

肉体的に比較的健康な患者たちには、農園を耕やさせたり、家畜の世話や花壇の手入れをさせたりする。特に社会復帰の間近い女子患者には、炊事場や洗濯場で係員の指導と援助のもとに、一日に一、二時間の軽い作業を行なわせる。患者の炊事、洗濯を患者自身にさせることは世間の誤解をまねくおそれもあるが、精神的・肉体的に退化した患者の心身の活動を助けるためであって、決して病院の下働きとして患者を利用するのではない。

(3) どんな人が治療者として望ましいか

O・Tの専門家を志望する者は男女を問わず高校卒業後、大学のO・T学部あるいはO・T専門学校で四年間の修学を経て、左にあげる病院または施設でインターンを行なうことが必要とされている。

精神科および神経科の病院、精神健康療養所、整形外科病院、結核療養所またはアフター・ケアーの施設、肢体不自由訓練者養成所等。

O・T治療者としての性格は、医学に関心のある人で、美術手工芸、音楽、レクリエーションなどに趣味のある人である。

O・Tの専門学校あるいはO・T学部で学ぶ学課目は、O・T理論、O・T技術（特別指導法）、O・Tの原理、心理学、精神医学、神経学、社会学、生理学、生物学、解剖学、哲学、物理、家政、美術（手工）、工芸（工作）、音楽、体育、レクリエーション等である。

なおそのほかに、美術手工芸で学んだ知識と技術を生かし、心身ともに健康であり、患者に接する際自己の感情を交えず、コントロールのできる円満な人格の持ち主であること、患者の立場をよく理解し、良き相談相手となれる人、すなわち豊かな経験から他人の立場と自己を置き替えて相手を理解するよう努力する人、相互関係に明るい人、また、個々の患者に対し、それぞれにふさわしいプログラムを提供できるよう、臨機応変で機転のきく人が望ましい。

三、O・Tにおける患者と私

私の仕事は、朝九時半になると、十数個もついたカギの輪を持ち本院の各病棟を回って、医師の指示によりO・Tに出席できる患者を集め、作業室へ促し連れていくことから始まる。私は美術療法と手工芸療法に参加する男女合わせて約六十人を受け持った。治療は午前と午後の二部に分かれ、一回の治療時間は二時間内外が適当とされている。

この病院の美術療法と音楽療法の部屋はそれぞれ二十坪ぐらいで、また、手工芸療法は織物、鋳金、木工等のように機械器具を必要とする活動的なものと、刺繍、編物、人形作り等のように非活動的なものとの二つに分け、それぞれ四十坪ぐらいの部屋を当てている。レクリエーション療法は講堂や屋外の運動場を利用している。

一回のO・Tにおいてさまざまな症状と病歴とをもった三十人近い患者を相手にするのであるが、何の理由もないのに顔を歪めたり、口をとがらせたり、また、黙りこくって一言も口をきかないもの、同じ動作をくり返してやめないもの、真夏だというのに幾枚もの衣服を重ねて着ているもの、こちらのするとおりにまねて言動するもの、理由がわからずに興奮するもの、じっとつっ立ったまま呆然としているもの、言動が途中でふいにパタリと止まってしまうもの、から笑いや独語のあるものなどから、中にはまともに歩行のできないものや、まともに口のきけないものもいるのだから、その取扱いの苦心はなみたいていではない。

或る日、作業室に入って来るやいなや一人の患者が「先生、院長が退院してもよいと言ったから明日帰ります。長い間お世話になりました」とまじめな顔で私に挨拶した。見ればこの患者は、きのう絵をかいていた時、幻聴があるらしく、しきりに一人でつぶやきながら誰も聞かないことを答えたり、ときどき悲鳴をあげたり、急に泣いたりしていた女である。退院だなんてとんでもないと思い課長のミセス・プラットのところにかけつけると、課長はニヤニヤ笑いながら「彼女は慢性分裂病で、もう、七、八年も入院生活を続け、身寄りがなく行く先もないのに毎朝人の顔さえ見れば同じことを言っているのだ」と説明してくれた。いわば病院の名物の一人なのだが、初めて聞いた私は本当におどろかされた。また或る日、部屋に入り、連れてきた患者の人数をかぞえてみると一人足りない。逃げられては大へんとあわてて引き返すと、見覚えのある人が廊下の机の下の暗いところに座りこみ、鼻めがねをかけて新聞を読んでいた。何のことはない、ただ彼は暗いところを好むのだそうである。美術療法で昼間彼にクレパスを持たせ画用紙にスケッチさせようとしても、ごく単純な幾何学模様のような線しか描かないが、夜、暗い部屋で小さな棒状の電池を手に持たせ、壁に貼ってある印画紙に向かって絵を描くように手を動かさせたところ、非常に複雑な線で風景と思われるものを描いたという。

作業室に入ると、患者たちのほとんどは以前からしている仕事とその材料の置き場所を覚えていてどんどん仕事を進めるが、中には、いつまでもうろうろ歩いて落着きのないものもいる。そのような患者はたいてい電気ショック療法期間中で、きのうのことさえ全く忘れてしまっているのである。電気ショックの治療期間が終わってしばらくすれば再び記憶がよみがえり自分から仕事を続けるであろうが、それまでは「これあなたの作りかけよ」と材料を渡しても、けげんそうなまなざしでジーッと私を見つめて否定するだけである。

(1)　神経衰弱の戦争花嫁

仕事箱を取り出してB夫人に渡すと、中を見て「こんな下手なのはわたしのじゃない。わたしならもっと上手にできる」と突返す。するとその側にいた患者の一人が私に忠義だてでもするように「Bさん、あんた電気ショック治療をしている間はなんでも忘れるんだから、先生の言うとおりにしなさい」と口を出す。彼女も経験者だとみえて、治療の及ぼす影響をよく知っているらしい。私は思わずふき出しそうになった。

B夫人は一枚のハンカチーフに花模様の刺繍をしている。よほど精神状態が悪いのであろう、花は紫色の糸で刺し、それに黒い葉を二枚つけた。それまではよかったが、私がちょっと目を離しているうちに、花の上に黒いシルク・ハットのような帽子の刺繍をしてしまった。そして、糸目がだぶついたり、つっぱったりしていることにはいっこう無頓着で、さも満足そうな表情で「先生、できたよ」と私の前につき出した。このような作品をつくるのも病状の一つの表われであるが、これだけではなく、今後いくつかの作品を継続的に作らせ、それらを比較してみなければデーターにはならない。

彼女は二十七歳になるイギリス人で、戦争花嫁として二年ほど前にアメリカへ渡ってきたが、やがて夫が除隊になり、この病院のあるインデペンデンスの近くの小さな村に落ち着いて農業を営むことになった。しかしいざ来てみると、そのあたりはアメリカでも最も未開な土地の一つで、いまだに電灯、ガス、水道もないばかりでなく、家庭的にも、しゅうとや小じゅうとがいて、精神的な悩みが絶えなかった。都会で生活していた彼女は、環境が急変し、恵まれない境遇と周囲に対し調和的でなかった上に、あまりにも仕事が重荷だったので、幾晩も眠れない日が続いているうちに異常精神状態となったのである。しょっちゅう外へ飛び出しては隣家の窓ガラスに空かんや空瓶などを投げつけて乱暴を働くので、たまりかねた近所の人が精神病院へ連れ込み診察を受けた結果、強度の神経衰弱症と診断されてただちに入院させられた。こんな前歴だった。

「どうしてこの病院へ入院したの?」と尋ねると、「わたしはF・B・I(連邦警察局)から派遣されて当病院の共産主義者の現状を視察に来たのだ」と言う。ひどい妄想を持ち、病識は全くない。或る時はエリザベス女王の戴冠式に参列して式場で女王に頼まれて歌をうたったと言ったり、またラジオ放送を聞いていて好きな声のアナウンサーはみな自分の恋人だと思い込んで夢中になったり、或る患者に花束が届けられるのを見て自分宛てに彼氏から贈ってきたのを看護婦がヤキモチをやいて外の患者に届けたといって憤慨したりなどしていた。

私を知ってから、彼女は日本について深い関心を持ち始め、自分の兄もかつて日本に駐留したことがあるといって、いろいろ日本の風俗習慣などについて話し合っているうちに、ふと私の生まれはどこかと尋ねた。「北海道」と私が答えると、どの辺りかと尋ねるので、いちばん北の果てでソ連に近いところだと説明し、簡単に地図を描いて見せたところ、急に表情を変え、サッとその場を去った。数日経って患者の病状報告会を開いた時のこと、私が彼女の観察の記録を報告しようと思って院長の顔を見ると、院長は笑いながら「B夫人はあなたを、日本共産党の回し者でアメリカの内状を調べに来ているスパイだから今後十分注意するようにと私に密告して来ましたよ」と言われたので全く驚いた。アメリカでは「アカ」のレッテルを貼られることは大へんなことで、精神異常者の言ったことだといってバカにできない。結局、彼女の妄想をぬぐい取るために医師による一日置きの電気ショック療法が開始されたが、その間一時O・Tを休ませた。おことわりしておくが、これは決して私がカタキを取ったわけではない。

一カ月半を経過し、約二十回の電気ショック療法を終えた彼女は再びO・Tへ姿を現わした。治療の効果で妄想も消え、別人のようにおとなしくなった。そして、誰かが彼女の反応を見るために女王の戴冠式の話を笑い話として話すと真顔で怒り、「私がそんな非常識なことを言うはずはない」と、くってかかった。

しばらくO・Tへ来ないうちに他の患者たちの新しい作品が次々とできてガラス・ケースの中に陳列されてあるのを物珍しそうに眺めていた彼女は、ふと自分が前に作った作品に気がついたらしい。一つは例のハンカチーフで、もう一つは木綿の屑布で織った足拭きである。

さすがに彼女は自分で作ったことには気がついたが、なぜこのような見苦しい配色で刺繍したかは思い出せないらしく、私に「先生、これはわたしが電気ショック療法を受ける前にした刺繍でしょうか?」とさも不審そうな表情で尋ねた。「そうですよ、どうして?」と問いかえすと、「こんな変なものを作ったところを見ると、当時は相当症状が悪かったのでしょうね。今ようやく本当の自分らしさをいくぶん感ずるようになりましたが、病状の悪い時はたしかに自分でいながら自分でなかったような気がします。できたらもう一度やり直しさせてください」と申し出た。一度出来上がった作品は、参考品として、また患者の記録として保存しておかなければならないので、彼女にはまた新たに材料を与えた。今度はドレッサー・スカーフといって整理箪笥やベビー箪笥の上を覆う布で、四隅に同じデザインの入ったものを選んだ。その理由は、四カ所に同じ刺繍をくり返す仕事は持続性がなければできない。四つのデザインのバランスをどの程度とることができるか、また配色はどのようにして四つの調和を図り、装飾品としてのドレッサー・スカーフをより美しく製作することができるかを見たかったからである。普通はデザインを手芸の教本から選ばせたり、独創的に患者自身に描かせるのが望ましいが、経験の浅い患者や自信のない患者の場合は、既製のものの中から治療の目的とその患者の能力に応じたものを治療者が選ぶこともある。

二週間余りかかって出来上がった作品は、一見して誰が見ても美しいと思える常識的な配色で、糸目も前回のよりずっと細かく揃っていた。ドレッサー・スカーフ製作によるB夫人のO・Tに対する反応をまとめてみると、次のとおりであった。

グループに対して反社会的な態度が見られたほかは良好であった。すなわち

(1) 作業参加の態度は自発的であり、積極的に治療開始時にはO・Tへ来る。
(2) 製作中の態度は、集中力、注意力ともに良好。
(3) 指導者に対して従順であり、言葉づかいも、敬語の使い分けができるようになった。
(4) 独語、独笑がなくなった。
(5) 性質の変化、多少内気になった面も見られるが、自制心がついてきつつあり、身だしなみがよくなった。

ここで、グループに対する反社会的態度を矯正するため彼女をグループ・セラピー（集団療法）へ

回すことにした。グループ・セラピーとは、だいたい同じ程度の病状を持つ患者十二、三人を集め、一時間ぐらいにわたって、一人のリーダーの指導のもとに、或る決められたテーマでラウンド・テーブル・ディスカッションをする。内気で社交性に乏しく発言の少ない患者には、適度な刺激と発言のチャンスを与え、他のメンバーと和合し合えるようリーダーが誘導する。もちろん日本の精神病院でも精神療法または教育療法の一環としてグループ・セラピーを行なっているが、専門にこれを受け持つ人がなく、医師が医学的治療の片手間に行なったり、心理学者がこれに当たっている場合が多い。アメリカの精神病院ではたいてい牧師が、宗派に関係なくリーダーになっている。また、適当な患者をリーダーにしてディスカッションを運営させることもある。要するに、不満や、愚痴を持っているにもかかわらずそれを外へ吐き出すことのできない患者たちに、この機会を通じて一つのはけ口を与えるとともに、ものに対しての正しい見方と考え方を持たせるよう教育指導あるいは助言をし、健全な人生観を植えつけて幸福に社会の団体生活を営めるようにするものである。

このようにして入院中の患者たちに種々の治療を施し、やがて治癒したものは病院をあとに正常社会へ再出発するのだが、中には病気が再発して再び病院の門をくぐるものも少なくない。B夫人のように社会環境や生活の境遇が原因で発病した心因性の患者は、特に退院後の生活、環境に注意しなければならない。また、このような病人を持つ家庭は、患者の退院に際して、どのような受け入れ方をすべきかを病人の立場になって考えてもらいたいと思う。そしてもっともっと一般の方々も精神病を認識し、理解して、あたたかい態度で患者の社会復帰を受け入れてほしいと思う。

残念なことに私は彼女の全快を見ずして帰国の途についたが、翌年の暮に退院して元気に暮らしていることを書いた彼女からのクリスマス・カードが舞い込み、案じていた私を安心させてくれた。そのクリスマス・カードを見ながら私は、滞米中に見聞した日本からの戦争花嫁たちのことに想いをはせた。

日本の戦争花嫁の中にもずいぶん不幸な人たちがいた。私がまだオレゴン大学にいたころ、日本から戦争花嫁が千五百人ほど入国したが、アメリカ人のこれらの人々に対する反応は、あまりよいとは言えなかった。彼女らの大部分が教養に乏しく、会話もできない人さえあって、いったい一人で目的地まで行けるのか、今後の生活はどうかと不安に思われる人さえあった。

戦争花嫁の中でも黒人と結婚した女性は、同じ市民権を持っているにもかかわらず、白人社会からしめ出しをくっている状態であった。夫婦間は愛情で結合できても、社会環境、風俗習慣などに順応してゆくには、十分の予備知識と教養と適応性を必要としよう。中には言葉のハンディキャップをみごとに克服し、異国の環境に順応して国際結婚を通じて日米親善に一役を果たしている女性もいるが、私には日本の戦争花嫁の大半が少し軽はずみなのではないかと思われた。こんなことを言うと生意気かもしれないが、主婦としての日本女性は、世界一の素質があるといわれているのだから、国際結婚の場においてもその美徳を大いに生かしていただきたいと思う。そしてB夫人のように精神の健康をそこねて不幸を招くことのないよう祈りたい。

(2) 精神分裂病の母親

M夫人(四十二歳)は心因性の軽い精神分裂病者である。結婚して十八年、一男一女の母親として家庭生活を営んできたが、入院する一年ぐらい前に長男(十六歳)が性犯罪で感化院に入れられ、そのショックでひどく落胆し、世間への劣等感から心配性になって一睡もできない夜が幾晩もつづいているうちに、とうとう精神の異常が表面化して入院してきた。

間もなく彼女はO・Tへ連れてこられたが、自意識が強く、他人がいつも自分に注意して、かげで悪口を言っているなどと思う妄想から、何事をさせようとしてもそれを避け、孤独的になる。人と話をしていても、他人の賞賛や非難が人一倍気になるらしい。従ってだまりこくるようになり、入院して二、三週間経っても、病棟では誰とも口をきかない。このように自己批判が強く、感受性が敏感で、劣等感をもっている患者の場合は、独創的な工作は全然効果がない。

最初に美術療法で水彩画を描かせようとしたが、どうしても絵具をチューブからしぼり出せない。真白な大判の画用紙を与えても、ちっとも興味を持たない。そこで一策を講じ、誰かがパレットにしぼり出した使い残しの絵具と、下絵を描いた画用紙を渡したら、やっとポツリポツリと色をぬり始めた。しかしまだ一言も話さない。私が回っていって彼女の仕事をのぞこうとすると、顔を画面に伏せてかくしてしまう。

やがて終了のベルが鳴ったのでM夫人にも絵を提出するように言うと、泣きながら、みんなの重ねた絵のいちばん下に入れて室を去った。これでこの患者の状態が大体つかめたので、次回には、もっと患者の身近なものに興味をもたせようと思い、手工芸療法室へ連れて行った。色とりどりの布切れ、刺繍糸、モール、ビニール紐などを見せて、どれでも好きなものを選ぶように言ったが「私にはもったいない」とたった一言いっただけで、手を触れようともしない。しかたがないので今度は、他の患者が編んだレース編みの失敗したのがたくさんあるのを彼女に渡して、ほどいて糸を巻きとる仕事を頼んだところ、急に喜んだような表情で引き受けてくれた。これで私も一安心。そしらぬふりで仕事ぶりを注意深く観察した。三、四十分も黙々として仕事を続けていたであろうか、すっかり糸をほどき終わって私のところへやって来て「先生できました。何かほかにお手伝いすることはありませんか?」と初めて彼女のほうから口をきいてくれた。その時の私の喜びは何にたとえようもないほどで、おそらく涙の出そうな面持ちで彼女を見つめたに違いない。O・T開始以来二週間もの長い間、毎日彼女と会い、根くらべをしているかのように私は諦めずに、なんとか彼女との結びつきのできることを願って努力したが、彼女はまるでしっかりとざした貝のように、だましてもすかしても、口一つきこうとしなかった。その彼女が初めて出した一声は、私にどれほどの大きな感動を与えたかわからない。

微々たる仕事ではあったがこの一つの仕事を通じてM夫人はおそらく一つの満足感を得たであろうし、また、仕事に対して失っていた意欲を多少なりとも取りもどしたとも言えよう。この日以来、O・Tへ来ることを彼女自身が希望し、しばらくの間はもっぱら、ぼろぎれを片づけたり、ぞうきんを縫ったり、引き出しの中の整理をしたりなどしていたが、だんだん自発の芽をのぞかせはじめ、自己を表現して、まわりのものにも会釈し、話をするようになった。或る時は、家で父親と二人で暮らしている娘さんに贈るのだといって、かわいい縫いぐるみ人形を自分で考案して作ったこともあった。

O・Tへ来始めたころの彼女は、劣等感が強く、まわりの者の批判を恐れ、引っ込み思案になり、手芸の材料にも手を出したがらなかったのに、気の張らない仕事で、しかも他の患者の失敗したものを自分の手によって更生させることができたという喜びと自信が、彼女の道を大きく開いてくれたのだろう。そして自分も役にたつのだという満足感が、どれだけ彼女を励まし、一時失いかけていた過去の経験をよみがえらせたことだろう。こうした過去への誘いが、回を重ねるにつれて、自分の好みや創造力を自由に表現したかわいい人形を始め、ピン・クッション、きれいなフェルトのアップリケのついた状差し等、数々の明るい作品を積極的に作り上げるまでの糸口になったのだと思う。身だしなみもよくなり、それまでは洗いっぱなしで着ていた木綿のドレスにもきちんとアイロンをかけ、見るからに明るく元気そうになっていった。

M夫人にO・Tの感想を聞いてみると、「毎日変化のない病室で何もしないでベットの上に寝ていたのでは、ますます自分の病気を考えるようになり、体を動かさないから食事もおいしくいただけないし、夜もあまりよく眠られませんでしたが、O・Tへ来ている間はすっかり自分の病気を忘れ、作品を作ることに集中し、出来上がるたびに大きな喜びと自己満足を味わい、このような心身の活動が食欲を出させ、夜もよく眠れるようになったのでしょうね。本当に先生のおかげだと思って感謝しています」と語ってくれた。

M夫人はその後ますます順調に回復しつつあったが、或る日、別の悩みが彼女を襲った。それは御主人が彼女を見舞いに来る途中、病院の近くの路上でスピード違反を犯して警察に検挙されたことである。それを聞いてから彼女の症状は再び悪化し、O・Tでも恥ずかしそうに部屋の隅のほうで仕事をし、ときどき溜息をもらして憂うつそうな表情であった。私は、こんな時にこそO・Tを通じて彼女に心のよりどころを与え、励まし、勇気づけて、一日も早く元気を取りもどすようにしてあげなければならないと思った。

M夫人の場合はO・T療法がぴったり合って成功した好例であるが、この過程から、今流行のノイローゼ患者の治療法に通ずるものがくみとれるのではなかろうか。

(3) 金づちをふるう狂暴性患者

T氏は四、五年前に離婚し、その後、或る女性と同棲していたが、入院の少し前から、その女性の料理する食事の中に毒が入れてあると思い込み、ほとんど三食とも外食していた。或る日のこと、レストランで食事をした彼は、運ばれてきたコーヒーの中に毒が入っていると大声で叫び、レストランの主人を呼びつけていきなり顔をなぐりつけ、次いで入口のガラス戸を握りこぶしで叩き割った。恐れをなした客の一人が電話で警察へ連絡したので、パトロールの警官がかけつけ、そのままこの病院へ強制入院させたのである。

彼は四十歳ぐらいの進行マヒの患者で、梅毒罹患後約十五年を経て発病したというが、入院前のくわしいことは私にはわからない。

入院時は激しい興奮状態であったため直ちに保護室に監禁したが、一晩で着ていたパジャマをずたにちぎり、シーツは百円札ほどの大きさに幾つにも切って壁の裾板に沿ってきれいに並べてあった。看護人が食事を運び入れるたびに、空になった食器や洗面用具等を手当たりしだいに投げつけたり、保護室の窓ガラスを椅子で叩き割ったりして、まったくの興奮状態で辺りかまわず乱暴を働くので、誰も彼に近づくことを恐れ、保護室のドアはますます固く閉められた。私はそのような彼を見て、なんとかその興奮を鎮める方法はないものかと考え、ずいぶん冒険だとは思ったが、O・Tの作業室へ連れてくる許しを主治医に請うた末、看護人付添いのもとに病棟を離れることを許された。しかし、このような興奮状態の患者を扱うのは私にとって初めてなので、果たして大学で学んだ理論どおりにゆくであろうかとの不安と緊張でいっぱいであった。

T氏のような患者には、刺繍などの静かな非活動的な作業は向かない。興奮状態の患者には手工芸療法の中の鋳金が最も適しているといわれているから、T氏にもアルミニュームの一片を与え、灰皿やペン皿を指導することにした。鋳金の工作には金づち、きり、糸のこぎり、ガス・トーチ、はんだ付けのコテ等の危険な道具を用いるから、作業中は細心の注意を払い、一瞬たりとも患者から目を離すことができない。

T氏は不精ひげをあごいっぱいに生やし、見るからに不潔な感じを与える。進行マヒ特有な物言いで「ラリルレロ」の音と「パピプペポ」の音を明瞭に発音することができず、語尾も不明瞭なので、非常に聞き取りにくい。彼はすでに膝や腕に震えが来ていて、あまり細かい手のこんだ細工は無理であるから、アルミニューム板の上に尖った釘の先を当てがって金づちで釘の頭を叩きながら簡単にダーツ（点）のデザインを付ける仕事をさせた。もちろんデザインは彼の独創によるもので、まず女の顔を描き、胴体に長い二本の足を彎曲させて付け、両足先にヘビの頭をつけて「これはおれの女の絵だ。あいつは全くヘビのような奴で、おれを苦しめた」と歯を食いしばってやや興奮状態に叩いた。

看護人に付き添われたこの見知らぬ男に、居合わせた他の患者たちが不審そうな表情で製作の手をとめて近寄って来たり、おれのほうが先輩だといわんばかりに得意そうな顔をして道具を揃えてやったりしているうちに、やがてT氏はブリキ鋏を手にとって、デザインの付いたアルミニューム板を丸く灰皿のように形をとりながら切り、それをガス・トーチで熱して柔らかくしてから、次に灰皿の凹みをつけるため、丸味のある金づちでふちを叩きながら曲げていった。私は内心はらはらしながらも、うわべだけは落ちついた様子で彼の手もとをジーッと見守った。

この作業過程が彼に一つのはけ口を与えたのであろう。金づちをにぎった手が小さく震え、目ばかり大きくギョロッとさせて、気持よさそうにアルミニューム板をガンガンと力いっぱい叩きながら、彼の持っていたあらゆる激情（興奮、落胆、反感、怒り等）を発散させ、さも満足したような面持ちであった。他の患者たちはその大きな音に吸い込まれたかのようにシーンとして、あたかも作業室の中は一瞬静まりかえったかのようであった。もっとも、このようなかたちで精神的な不満や怒りが発散できるからといって、家庭でヒステリーの奥さんに心ゆくばかりに茶碗やお皿を壊されたのではたまらないが……。

灰皿を作り終えたT氏は、静かに看護人に従って保護室へ帰って行った。あとで看護人に、保護室にもどってからの彼の態度を聞いてみると、やや落着きを取りもどし、今度はキャンドル・ホールダーを作ってみたいからまた作業室へ連れて行ってほしいと頼んだそうである。

翌日、作業室でこんなことがあった。今まで粘土細工や船の模型製作などのような非活動的なプログラムを好み、電気のこぎりや電気ドリルのような大きい音を立てるものは恐ろしがって使えなかった或る男子患者が、前日のT氏の工作を見て自分も鋳金をしてみたいと言いだし、材料を与えると、T氏そっくりにまねをして大きな金づちでアルミニューム板をガンガン叩き始めた。これを見た私は、患者が他の患者を刺激し、その及ぼす影響の大きいことに驚かさせられた。

私はT氏の例を見て、患者によっては狂暴性だからといって小さな保護室の中に閉じ込めて圧迫感をいだかせるということはかえって興奮を増すことではないだろうかと疑問を持った。狂暴性の患者はほかのもの以上に激情のはけ口を求めているであろう。このような作業を与えることで患者の持っている激情を発散させることができれば、おそらく病室でガラスを割ったり物を投げつけたりして乱暴を働くことはなくなるのではなかろうか。O・Tで彼が発散した激情は灰皿やペン皿などの独創的な作品として表現されるのであるから、彼の場合、この作業効果は他のどの鎮静剤より効力を発揮したようであった。

これと同じ考え方から作業療法では、狂暴性の患者を集めて野原へ連れて行き、切れる鎌でスパスパと草刈りをさせたり、スコップやツルハシで道路工事をさせたりなどもする。このようなことをさせるとますます狂暴性を誇張させ大へん危険だという人がいるが、患者は昼間の作業でエネルギーを消耗するから、病室へもどってからは、かえっておとなしくしているようだ。

また、常に独語のある患者には、作業させる時「ワッショイ、ワッショイ」とか「ドッコイショ、ドッコイショ」などのかけ声をかけさせると、独語をやめてかけ声に力を入れて作業をするとも言われている。

前に述べたM夫人やT氏の例を見ても、それぞれの患者の症状を理解して、ほんのちょっとの長所をも見出し、それを引き出して治療の糸口に利用すれば、肉体的に比較的健康であるが精神的には廃人同様の彼らに、適当な仕事があるのではないだろうか。また、これは単に精神異常者のみに限ることではなく、正常なものでも、本人の能力、センスにふさわしい職業を選ぶことが肝要であり、そのようにできれば、何人もおそらく幸福な生活を営むことができるであろうと思った。しかし日本のように人口過剰な国では常に競争が激しく、本人に適した職業を選んでからなどと呑気なことも言ってはいられないから、生活葛藤に耐えられない者が心因性の精神異常やノイローゼとなることも十分に想像することができる。

(4) 黒枠の中の乙女

R嬢は二十四歳の精神分裂病患者で、十八歳のとき発病し、二、三年自宅で療養を続けたが、病状が悪化して家人の手におえなくなったので入院を願い出たものである。一メートル五十センチ足らずの身長でアメリカ人としては小柄であり、髪はオカッパ、話し方は幼児様言語で、その上、いつも人形とネコを抱いて、どう見ても十二、三歳の小娘にしか見えない。

O・Tの作業室へ連れてきても、何の興味もないという様子で、ただ他の患者の仕事を見て歩いているだけであったが、或る日、彼女が美術療法室でしきりに絵具を指先でまぜ合わせているのを見た私は、ふとフィンガー・ペインティングを試みさせようと思いついた。フィンガー・ペインティングとは、糊の中に水彩絵具またはポスター・カラーを入れて練ったものを指先につけ、西洋紙または画用紙をいったん水につけてぬらした上に直接絵を描くもので、スケッチの必要がなく、大ざっぱに描くことと、コントロールがやさしいところから、未経験者や初心者でもたいていはうまくかける。

彼女に四、五枚の西洋紙と糊、水彩絵具のセットを渡し、描き方を一通り教え終わると、さっそく糊を皿の上に出し、絵具をまぜて、子供が泥遊びをしているような恰好で楽しそうに練りだした。

出来上がった絵は、バックを茶色で塗りつぶし、真中に黒いフチの枠を大きく描いてそれを窓のように四つに仕切り、その中に黒で机らしいものを一つ描いて、枠内は薄ネズミ色で埋めてあり、画面の左横に赤で「マザー」(母)と記してあった。「この黒い枠は何?」と尋ねると、暗い面持ちで「これはわたしの部屋の窓で、おかあさんがここにわたしを入れていたの」と答えるやいなや、絵具を手のひらいっぱいにつけて、興奮しきった表情でいきなり自分の顔やドレスに塗ってしまったので私は驚いたが、これはきっと母親との間に何かあるにちがいないと思い、彼女の描いた絵とその時の状態を心理学者に報告し、分析を依頼した。

担当の心理学者がR嬢の両親、家庭状況、学校生活、交友関係等をケース・ワーカーと一緒に調べて資料を集めて分析した結果わかったことは、彼女は中流以上の家庭の一人娘として経済的には何の不自由もなく育てられたが、母親が一人子をたいせつにするあまり非常に厳格で、子供のころ（四～五歳）から礼儀作法やしつけなどについて必要以上に神経を配り、きびしく教育したということである。彼女が近所の子供たちと遊びたがっても、母親は悪癖や病気などの伝わることを恐れてそれを避けさせたり、また、砂遊びや水溜りなどで遊ぼうとすると、汚いからといってすぐ家の中へ引き入れ、大人相手の非活動的な遊びだけをさせていた。

中学校に入るころにはすでに学友たちから変人扱いされ、彼女の相手になったり友だちになろうとするものはいなかった。また、学校での筆記試験には良い成績をとったが、質疑応答になると引っ込み思案で全然発言がなかったという。ちょうどそのころから、動物に対して人間に対する以上の愛情を持つようになり、一匹のネコをかわいがり、自分と揃いの布で服を作ってやったり、同じ皿で食事をしたりしていた。人間は本能的に自分より下の者（年齢を問わず身分・能力などで）と愛し愛されることによって大きな満足感を味わうものであるが、彼女の場合は、家庭においては上の者しかいないし、学校生活においては学友がいないのであるから、動物に愛情を注ぐのは自然であろう。

そのころすでに家人は彼女の異常な行動と異常な感情状態に気づいていたが、母親の気位が高く、世間体にこだわって、二、三年間、家の中の薄暗い座敷牢に隔離していたのである。これによってR

嬢が美術療法で描いた暗い孤独なフィンガー・ペインティングの絵を理解することができるであろう。

「三つ子の魂百までも」という諺のとおり、人の性格の根本的な型は幼い時にできるものである。人間がこの世に生活してゆくには肉体的・精神的ないろいろの欲望を満たしていかなければならないが、子供の欲望を満たすには、それを表現させてやらなければならない。幼いものが次第に成長してゆくのは種々の欲望を満たすからであって、欲望が否定されては成長することができない。幼いものにできるだけ自由を与えることが必要なのは、欲望を満たさせるためであり、欲望を満たさせることは自己を表現させることなのである。

しかし大人の場合は、物質的な制限もあれば対人関係の制限もあろうし、もちろん絶対的な自由は誰にも許されないから、社会生活を営む上で自己の欲望を抑制しなければならないことがしばしば起こる。言いかえれば、人間生活は自己抑制の連続ともいえるであろう。そして、この抑制のできない者は、自己を精神的あるいは肉体的に破壊したり、他を傷つけたりする。アルコール中毒者、睡眠薬中毒者、自殺者、犯罪者等が戦後急激に増えたのはこのよい例であろう。

このように人生は自己表現と自己抑制との間に存在するが、幼児にとって家庭生活はこの両作用を学ぶ第一の場所である。ところが、この時代に圧迫傾向が強いと、自然に自閉的になり、自己表現力を失う者は、その後の学校生活においても、また社会生活においても、非常に損をする。

家庭生活から離すことのできない幼児期には、家族、とりわけ感情的連繫の最も密接な母親の態度が子供の性格の成長に大きな影響を与え、青年期になるに従って、友人や尊敬する先輩、教師の影響を受けるようになる。いずれにしても子供を取り巻く「精神的環境」がたいせつであり、家庭の経済状態や親の社会的地位などは第二義的なものである。成長期にある子供を持つ世の母親たちは、このことを深く認識してもらいたいと思う。

R嬢のようなケースは他にもしばしば見受けられることであり、また、それらは精神分裂病となって現われるか、そうでないまでも神経質な子供になったり、ヒステリーや悪癖児をつくりやすい。普通には精神分裂病の発病時期は思春期、二十歳前後が最も多く、外的原因なくして突如として発病する内因性のものが多いが、R嬢の心理分析を見ると、一概に内因性のもののみとも言い切れない。しかし、現在の精神医学では精神分裂病になる原因はまだ明瞭にされていない。最新式治療法によってその四分の三は治るといわれているが、大きな精神病院では患者の六、七十パーセントが不治のこの種の患者で占められているのが現状である。他の病気と同様に早期発見と早期治療がたいせつであることは言うまでもないが、精神病素質のある人は特に平素から精神の健康に注意し、健康状態のすぐれない時はすすんで専門医に相談するぐらいの心がけが必要である。精神病者はことに事故（自傷や犯罪）を生じやすいから、早期のうちに収容することが絶対に必要である。

私はさきに、子供の精神健康の条件の一つは自己表現であり、自己表現は精神と肉体の発達または成長と解してもよいと述べたが、次に私がオレゴン州立大学の美術教育で習得した正常児の幼児期に見られる自己表現による知能と創造力の発達について少々述べてみよう。

〔二～四歳〕

二歳の幼児に鉛筆と紙を与えると、方向のない、曲りくねった、めちゃくちゃな線を描く。嬰児が母親の腕の中に抱かれたりまたは寝かされたままの状態のとき、そのような窮屈な状態から解放されようとして時々手足を自由に動かそうとするが、それらの動きは知能によっての筋肉作用協動運動が行なわれているのではない。それと同じ動きが、鉛筆やクレヨンを持ち始めた時にも表われ、わけのわからない線を描くのである。しかし約半年もすると、今度は多少線の動きをコントロールしたものを描くようになり、三歳になるとクレヨンを上下に動かして縦の線を描き、しかもその同じ動作を何度もくり返す。この新しい経験が刺激となって、今度はもっと複雑なタイプのものに興味を持つようになる。縦の線に自信を持つと、次は腕全体を動かして円を描くことに興味を持つ。

四歳ぐらいになると、クレヨンを動かしながら、たとえば「これはおかあさんが買い物に行くところ」とか「きしゃポッポが走っているところ」などと、描いている絵を自分なりに説明し、絵に題名をつけるようになる。今までは単なる線の動きだけで満足していたのが、このころから自分の想像によって絵を描くようになる。つまり単なる手の動きであったのが、想像的な考えに変わってきたのである。このころ、子供が連想するものや絵を説明するのに用いる名詞・動詞等は、その子供の経験によって覚えたもので、知能の発達が著しくなってきているのに気づくであろう。このような変化に応じて親や指導者は、子供が自信をつけるよう励ますと同時に、年齢に適当した、より多くのさまざまな経験をさせるよう心がけることが望ましい。

次に子供は色に興味を持つようになり、色鉛筆やクレヨン、クレパス等を好んで用いようとするが、このころの子供の用いる色には特別の意味はなく、頭をミドリ色に塗ったり目鼻を黄色にしたりなどする。このような時に大人が正しい色彩の用い方を指導するのは、よい意味の刺激にはならないのである。このような段階において色彩を教えるのはむしろ子供の動作や考えを邪魔するものであって、思うままを描き続けさせるほうがよい。しかし、たとえば子供が「おかあさんが買い物に行くところ」と言った時に「どこへ買い物に行くの?」「あなたはどこにいるの?」「買い物かごは?」「あなたはお母さんの荷物を持つお手伝いをしているの?」などと問うことは、子供に次の動作を考えさせる。このように子供の考えを刺激することはよいが、現実的に描かせようとするのは考えものである。

〔四〜七歳〕

四歳の終りごろになると自然に子供は描こうとするものの形に心を配り、できるだけ現実に近いものを描写しようと努力するが、同じものを描かせても、子供の見方、感じ方は実にさまざまで、一人々々が非常に個性的な象徴を用いてその描こうとするものを表現する。

五歳ぐらいになると「活動的な知識の絵」とでも言うべきものに変わってくる。たとえば人間の絵を描くとき、胴体に頭や手足がついていて、手には指があり、指先には爪のあることもちゃんと知っていながら、いざ描くとなると、頭からいきなり手足を出したり、手足の先を丸く省略してしまっているのを、このころの子供の絵によく見るであろう。それは、子供が描こうとする対象物の中で、特に重要だと思うものだけを描いたり、また、その部分を特に大きく描き、ほかは小さく、または全部省略してしまうのである。このような段階から子供は、形の象徴を豊富にするため、新しい形の概念を生み出そうとする。

このころ、個人々々の経験によってできるだけ非活動的な知識を活動化させるよう刺激するのが好ましい。或る子供が「おやつを食べる子供」と題して描いた絵の中の子供の口が一文字にただ直線で描き表わされているのを見て母親が「このお菓子をおあがりなさい」と言っておやつを与えたところ、次に描かれた絵の子供の口はちゃんと歯を見せて描いてあったという。このように経験をさせて刺激する方法は、自然で理想的である。

大きな変化として、五歳ごろから「人間と環境」という概念を表現するベース・ライン（地平線）を描こうとする。それは自己が環境の内に存在していることを意識している現われである。

子供はできるだけ現実的な絵を描こうと努めるが、描こうとする物体と直接関係を持たない表現の仕方をすることが多く、絵の一部分だけを全体から切り離してみると全く意味を失ってしまうことが多い。たとえば人間の胴体を表現するのに楕円形を描いているとする。絵全体を見るとその楕円形は確かに胴体であることがわかるが、それだけを切り離して見ると、はたして何を意味しているのかわからない。つまり、この段階における象徴の多くは幾何学的な線によって表現され、従って非常に抽象的な絵が多く見られる。

七歳ごろになるとフォールディング・フォーム（日本語では適当な訳し方がないが「折り曲げた型」とでも言おうか）がときどき見られるようになる。それは、たとえば川を中央にはさんで両岸に立ち並んでいる家を描こうとする時、川の向かい側の家は普通に見られる立った状態で描かれるが、川の手前側の家はさかさまの状態に描かれるような形式をいう。従ってこの絵を立体的に見ようとするには、川を中央にして画用紙の両端を九〇度に折り曲げて立てると、子供が描こうとしていた対象物（川）は底に、もう一つの対象物（家）は画用紙の内側の両面に描かれているということになる。これは子供が絵に立体感を創造しようとする時に用いる方法で、七歳ぐらいの子供の絵にときどき見られる。

もう一つの特徴はエックスレイ・ピクチュアー（レントゲン画）である。外部から見えるものよりも、見ることのできない内部に、より重要性を感ずる時に用いられる方法で、外部から見えたと仮定して内部を描写する絵である。ちょうどレントゲン写真で内部を写したように見えるところから、このような絵をレントゲン画と呼んでいる。

(5)　大人にならない子供

H嬢は十五歳になる精神薄弱児である。

本来ならば精神薄弱児を精神病院に収容することは不適当であって、精神薄弱児施設に収容して教育治療を施すべきであるが、彼女は身寄りが全くないので、政府の補助により、この州立精神病院で治療を受けていた。

精神薄弱とは、年齢に相応して知能が発達しないものをいう。生まれた時から精神薄弱児である場合にも、それが素質性のものもあり、外的原因によるものもある。また、生まれた時には普通であっても、幼いときに脳の毀損（脳外傷、脳性小児マヒ、脳炎や脳膜炎、脳栄養障害など）を受けて知能が発達しなくなったものもある。H嬢は七歳の時に小児マヒを患い、肢体が不自由になると同時に脳の発育が止まり、IQ（知能指数）は三十ぐらいで、精神年齢は四、五歳程度であった。

精神薄弱児はふつう白痴、痴愚、魯鈍の三段階に分類され、白痴とはIQ二十以下のもので、学校教育を受けることができず、成長してからも七歳以下の普通児の程度の知能しかないものをいう。痴愚のIQは二十ないし五十で、十三歳以下の知能程度である。魯鈍のIQは五十ないし七十でかなりの習得ができるから、五、六歳ごろではその見分けが困難なことがある。

H嬢の顔つきは独特な無表情なもので、頭ばかりが大きい。単なる精神薄弱ではなく、小児マヒによる身体発育遅滞児であって、食事、歩行も困難なほどであるから、教育や治療を施しても短期間では満足な結果を見ることはできない状態であった。

意志薄弱で欲求、感情を抑えることが十分にできないから非常にわがままな点もあるが、その一面、考えが単純なだけに扱いやすかった。愛情と誠意をもって接すれば私を姉のように慕ってくることもわかった。実際的な仕事も、簡単なものならできるし、変化に対する適応性がないから、正常児なら飽きてほうり出すような単純な仕事でも、根気よくくり返すことができた。

七歳の時から病院という不自然な環境のもとで育っているため、すべての点で経験に欠け、従って想像力と表現力が乏しいところから、作文や絵画はことに幼稚であった。たとえば、彼女の描く絵は約二カ月間も同じ一軒の家と女の子だけで、いずれも地平線が引かれてなかった。空と地面の境がないのは自己が環境の中に存在していることを意識していない現われであるとローエン・フィルド氏は言っている。絵画による心理分析から見ても、知能程度は五歳ぐらいであった。

もし私が別のものの絵を描くように仕向けなかったなら、おそらく来る日も来る日も同じような絵をくり返し描いていたであろうが、或る日私は、彼女に新しい刺激を与えるために院外へ散歩に連れ出して、野原に放してあった馬の写生をするよう誘導した。頭と胴体の比率は割合よく描けたが、四本の足を胴の下側につけて立っているような立体感を出すことができず、二本を胴から上へ向けて付け、二本を胴の下側に付けたので、まるで馬がうつ伏せになって野原にのびてしまっているように見える。「もう一度よく見て、見たとおりにおかきなさい」と彼女の手を引いて馬のすぐそばまで連れて行ってみせたが「だってあの馬じっとしていないで動いてばかりいるからダメなんだ」と言い、馬に向かって「どうしてそんなに動くの」と話しかけていた。このような場合は、写生法を教えるよりも、実際に立体的に作り上げることのできる粘土を使って教えるほうが効果的だと思う。

H嬢は右腕のひじの関節と手の指二本の関節に軽度のマヒがきていて、自由に曲げたり伸ばしたりできないので、絵の材料を与えるにも、それらのことを考慮しなければならない。クレパスは固いからコントロールがしにくく、水彩絵具は柔軟性があって筆の動きはスムーズであるが、液体であるため色が混合しやすく、思いもかけない結果を生じて彼女をひどく落胆させることもあった。このような場合にはフィンガー・ペインティングが最も適しているようである。

物理療法では毎日三十分ぐらいずつ関節にレントゲンをかけていたが、O・Tでも、ひじの関節や指の動きをよくするために織物を織らせることを指導した。彼女の関節は比較的容易に曲がるが、伸ばす時に想像以上の苦痛がともなない、大へんな努力を払わなければならない。それでも、初めは半分ぐらいしか伸びなかったひじが、幅三十センチ、長さ四メートルぐらいの布を織っているうちに、ほとんど完全に近いぐらい伸びるようになった。しかし一日に五、六センチぐらい織るのが手いっぱいであったから、四メートルの長さに織るのに少なくとも二カ月近くの月日を要した。

一回織るごとに細い不自由な腕を震わせながら汗を流して織機の枠をつかもうとする彼女の姿を

じっと見守っているとギュッと胸をしめつけられるような思いがし、また、先週に比べてたとえわずかでも腕が伸びるようになったという時の私の喜びは何にもたとえようがなかったが、指導を終えたあとは全身のエネルギーを彼女に吸い取られたようで、ぐったりとなるのが常だった。

幸い彼女は織物が好きで、治療のためにやっていることなどは全く念頭にない。自分なりに色の配合やデザインを考えて楽しみながら織るのであるから、毎日飽きもせず同じ動作を継続できるのであろうが、もしこれが単に治療として体操のように単に腕を伸ばしたりちぢめたり、上げ下げを命じられたのでは、誰だってこうは長くがまんできないであろう。

織物を織るには、両手を動かすほかに、両足でペダルを踏むから、全身の筋肉の協動作用運動が行なわれ、それが肢体不自由者には特に効果的な治療となると同時に、一種の特殊技能をも習得させ、全く一挙両得である。しかしH嬢は精神薄弱の中でも痴愚のクラスであるから、最善の教育治療を施しても、小学校二、三年程度に知能が発育したらまず精いっぱいのところであろう。

精神薄弱児や肢体不自由児は社会生活を営んでゆく能力も低い。食事や衣服の脱ぎ着などの身のまわりのことすら満足にはできないものがあり、障害の軽いものでも、ごく限られた単純な職業にしかつけないから、実社会の激しい競争に対する抵抗力がなく、いつまでたっても自立することのできない、つまり大人にならない子供として、不幸な人間になってしまう。従って彼女の教育治療においてたいせつなことは、日常生活にこと欠かないだけのしつけと習慣をつけ、次に彼女の長所と趣味をとり入れた何らかの特殊技能を身につけさせ、彼女が幾らかでも社会の一員として受け入れられ、また自立できるようにすることである。一般に痴愚は高等な道徳的・社会的な感情が乏しく、また、冷静に正しく状況を理解することができないので、わずかのことに強い感情反応を起こし、その反面、たいせつなことに共鳴しない。欲求や感情を抑えることが十分にできないから反社会的な行動もよく起こし、性的犯罪、放火、嬰児殺しなどをおかす。また、空想したことを現実のものとして話す空想虚言があるために、社会的に有害なこともある。性格的に害のない者は気立てがよく人なつこくかわいらしいが、被影響性が強く、人の言うままになって誘惑されやすく、独立性がない。日常生活に必要な程度の言語は発達するが、算数に関する観念は特に貧困で、かりに機械的には数えることができても、加減乗除の真の意味はわからない。

H嬢はよく「きのう、ゆで卵を三つもらった」とか「今日、リンゴを一つくれた」などと言っているから、私が「卵三つと二つではいくつになるの?」とか「一ドルで二十五セントのリンゴを二つ買ったらいくらおつりがくるの?」などと質問すると、しばらく指を折ったりして数えているが「そんなのわからない」という調子である。また私が「もし泥棒が入って洋服やたいせつなものをみんな持っていったとしたら、どこへ届け出るの?」と質問すると「郵便局」と答え「病気になった時はどこへ行くの?」と尋ねると「警察」と答える。彼女は「警察」という言葉を知ってはいるが、どんな役割をするところかということを知らないのである。

精神薄弱同士が結婚する場合の遺伝率は九十パーセント、片親が精神薄弱の場合は四十パーセントないし五十パーセントといわれているが、両親ともに正常な場合でも〇・六六パーセントの精神薄弱児が現われるとされている。また、母親が軽度の精神薄弱である場合、仮に自分のことは自分で弁じ得ても、家族が増えると家事の負担が重荷となり、そのうえ子供の面倒を見ることはたいへんな困難と思われる。

アメリカでは社会福祉事業が進んでおり、精神病者や精神薄弱児らの施設が数多く設けられ、それらに従事する治療者やソーシァル・ワーカーやケース・ワーカーも大ぜいいる。だが日本では残念なことにその方面の施設や専門家が少なく、知恵のおくれた子を持つ多くの親たちは、子供の将来を案じながらも適当な施設に収容してもらえない現状である。肢体不自由者や盲聾者に対する施設は年々数を増し、かなりゆき届いた教育や訓練が行なわれつつあるが、精神病者や精神薄弱児らに対する収容所や教育機関がいちばん遅れているのではなかろうか。

(6) 子供を異常と見る母親の異常性

或る土曜日の昼ごろ、中年の婦人が、学校帰りらしい一人の少年の手を引いて病院にやって来た。P夫人とその長男のジューニアである。母親の希望で院長の診察を受けたが、母親は診察室へ入るやいなや「この子はとてもわがままで、親の言うことを一つもきかないし、最近は学校でも先生にしばしば叱られているようですが、性格異常か精神病にでもなったのでしょうか？　どうしたら親の命に服従させることができるでしょうか？」と問うたという。日本ではこんなことで精神病院を訪れる母親はいないだろうが、アメリカではよく聞く話である。

院長はすぐこの夫人と息子をサイコ・ドラマ（心理劇）によって診察することに決めて担当の課へ回し、私たちインターン学生はちょうどそのころサイコ・ドラマの講義を受けていたので、みんなで見学、実習に参加した。

サイコ・ドラマ課ではさっそく専門家のミセス・ルージャーがリーダーとなって、課の一室をP夫人の家の居間のようにテーブルや椅子を置きかえ、できるだけ実感の出るよう舞台装置をした。こういうことはドラマの雰囲気を出すために必要なことなのである。また、サイコ・ドラマではべつだん患者の症状を予診する必要はないが、問題とされていることがらを家族や友だちなどから話してもらう程度のことは必要である。

さて、当のジュ一ニアに彼自身のありのままを演ずることを命じ、助手のS氏が母親の役を受け持ってドラマが開始された。最初のシーンはジュ一ニアが朝学校へ行く時の場面で、言葉づかいも態度も、家にいる時と全く同じに演じさせた。一方、S氏はジュ一ニアの母親がふだんどんな態度で息子に接しているかを全然知らないのであるが、少年の母親になったつもりで自分の思うままの態度をとり、思うままのせりふでジューニアと話す。P夫人はそれをじっと側で第三者的な立場で見ているのであるが、時おりS氏が彼女のふだん言っているのと同じようなことを言い同じようなしぐさをとると、彼女の表情が変わって紅潮したり、また、彼女の態度とは反対のことを演ずれば興奮したように表情を変える。リーダーのミセス・ルージャーはじっと、ドラマの筋と母親の顔にあらわれる反応とを見比べながら注意深く観察するのである。私はサイコ・ドラマを見るのは初めてで、ハムレットの劇中で王子が王の表情を読むシーンを思い出し、興味深く感じた。

S氏がジューニアと交わす会話はS氏の本当の考えではなく、あくまでもせりふであるから、時には常識的なことを言ったり、また非常識なことを言ったり、ジューニアの言ったことを否定したり肯定したりなどして、あらゆる角度から彼のとっさの受け答えや顔の表情で反応を見るのである。

やがて第一シーンが終わり、十分ほど休憩したのち、第二シーンに入った。こんどは母親を登場させてありのままを演じさせ、S氏がジューニアの役を演じて第一と同じ方法で進行しているうちに、リーダーはすでに問題を解決すべき結論を見出したのであろうか、ドラマは中止された。

ところで、リーダーの観察によると、ジューニアは全く正常な少年であり、その反対に母親が少々ヒステリー気味になっており、軽い神経衰弱の症状が見られるので、このまま神経科へ入院してしばらく静養する必要があろうという意外な結果となったのである。

どうしてそのような結論に達したのであろうか。それを知るにはこのサイコ・ドラマの筋を細かく紹介するのがいちばんおもしろいと思うが、それはアクション（動作）なしでは理解しにくいので、それをいっさい省いて、結論が見出されたすじみちだけを書くことにする。

ジューニアは十二歳の小学生でP氏の長男であり、弟一人、妹一人の三人兄弟である。学校の成績は普通程度で、学友間の評判はよい。しかし最近になって少々落着きがなく、遅刻したり忘れ物をしたりするのが目立つようになり、先生から注意を受けていた。週の半分は学校の授業が終わってからアルバイトに出かけ、映画館の場内案内係として四時から八時ごろまで働いていた。

弟や妹が幼なかったころは母親も育児や教育に熱心であったが、やがてその二人も小学校へ通うようになったころから、母親はひんぱんに買物に出歩いたり、友人の家を訪問したりなどして、ジューニアが学校から帰る時刻にはいつも家を留守にしていた。家へ駆け込んで、「ただいま」と言っても返事のない時ほど子供ががっかりすることはないであろう。おなかの空いたジューニアは、台所の冷蔵庫の中のものをつまんで一時の空腹をしのいで、すぐ外へ遊びに飛び出す。アルバイトで小銭が入るから、夕食は映画館の近くのスナックでサンドイッチやハンバーガーなどを食べて、夜遅くなるまで家には寄りつかなかった。「どうせ家へ帰ってもお母さんはいないのだ」とか「おとうさんにはいつも暖かいものを作ってあげるが、自分には冷蔵庫から出した冷たいものばかりしかくれない」などという考えを持つようになってから、自然と母親に対して一種の反感を抱き、子供のほうからだんだんと離れていった。

なぜP夫人が子供の世話に無関心で、快楽を外へ求めるようになったかと言えば、それにはまた原因がある。彼女はまだ十五歳の小娘のころに母親を亡くし、それ以来学校をやめて母親代わりに六人の弟妹の面倒を見なければならなかった。彼女の青春はいわば弟妹たちの犠牲となったのである。

しかし、このような境遇の中に育ちながらも二十三歳の時に幸福な結婚生活に入り、三人の子供が幼いころは普通の母親として子供を育て教育することに生活の喜びを感じていたが、子供がだんだんと成長し、経済的にも或る程度安定してくるにつれて、彼女自身が青春時代に逃がしたものを求めるようになり、外出の回数も週に一度から二度となり、二度から三度と度重なっていったという。ことに油絵を描くことが趣味であり、娘時代に満たすことのできなかったこの欲望を満たそうとして、天気のよい日の午後は家事を忘れて裏の山で絵を描いて楽しんだという。もちろんそれによって欲望の一部は満たされたであろうが、親子の間に深いみぞができ、子供が母親を愛し慕わなくなったことは不幸なことである。

以上のようなことを、サイコ・ドラマを通じ、両方の反応を観察することによって、間接的にさぐり出すことができた。

親の言うことをきかないのは子供の異常な性格のためだときめてかかっている親は世間に少なくないが、実はその親の考えのほうが間違っている場合がかなりある。時には子供のわがまま勝手な行為の原因が、親の子に対する態度にあると考えられることも多い。また、あまりにも溺愛しすぎて子供の正常な責任感の発達を妨げたりしている場合もある。子供だけが異常な行動をするのではなく、親の子供に対する態度が異常だからそうなるのである。しかしながら世の親の多くは、異常の理由を子供の中にだけ見つけようとして、その原因が自分たちの中にあることに気づかない。

ジューニアの場合も、母親の言い分だけを聞いて診断したならば、わがまま勝手な息子にされ、また、一生そうなってしまったかもしれない。

ジューニアという呼び名はこの子供自身の名前でなく、二代目とか二世とかいう意味で小さな子供の愛称（日本の〝坊や〟にあたる）としてよく用いられているが、子供が大きくなっているのにジューニアと呼ぶことは、いつまでも幼児扱いしているような印象を子供に与え、大きくなったということを自覚させないばかりか、自主性や責任感も湧いてこないのではないかと思う。この子の場合もサイコ・ドラマ以後、子供自身の名前で呼ぶことに改めさせた。

私はこのサイコ・ドラマを思い出すたびに、いかに家庭環境と母親の子供に接する態度が子供の人格形成において重要な地位を占めているかを考えさせられる。子供が小学校の高学年か中学校へ行くような年齢に達したころからはだんだん父親の価値が認められ尊敬されるようになるであろうが、それまでは、なんといっても母親とのつながりが重要である。子供は生まれた直後、初めて母親の乳房を吸う時から母の愛を味わい、母親の存在が心に深く刻み込まれる。母と子の間の愛情の交流が大きければ大きいほど、子供は安定感を感じ、また、その反対に、親の愛情が感じられない時は非常に不安になる。親子の愛情は物質によって左右されるものでもなく、たとえ家庭の経済状態が貧しくても、子供に一つの幸福な夢をいだかせ、有名なヨガの言葉のようにしあわせをいつも想像させているうちに、それを常に思うようになり、いつともなしにそれを信じ、そのとおりに生きるようになるといわれている。その反対に、物質的に恵まれた家庭が子供の欲する物すべてを与えたとしても、親がしつけについて無関心であることは、決して子供に自由を与えているのではなく、ただ消費をエンジョイさせているに過ぎない。このような放任主義の家庭に育った子供は、感謝の念はおろか、いざ逆境に立つとそれを切り抜けていくだけのねばりや抵抗力に欠けた、精神的に弱い人間になってしまう。

特に気をつけなければならない時期は、三～五歳の第一反抗期と、十二～十四歳の第二反抗期つまり思春期である。その時期には自律神経系やホルモン系の働きにいちじるしい変動がみられ、それにともなう心身の障害が起こりやすく、欲求不満にも陥りやすい。子供の欲求不満が高まると、一つはなまの形で外部へ発散させようとする行為が非行少年を生み、もう一つは内攻して常に病気にみまわれる子供に育つのである。

欲求不満が家出、放浪、放火、性的非行、盗癖等の行動によって外部へ現わされたものには誰しも気づきやすいが、一方、それが内攻して心理的な色彩の濃い症状や内科的な病気を起こしているような心因性のノイローゼや心身症には、親でも気づかない場合がある。

昔から「健全な魂は健全な肉体に宿る」ということわざがあるが、私は「健全な子供は健全な家庭に育つ」のだと思う。そして、それには先ず夫婦が相和し、円満な家庭を築きあげ、一貫した信念のもとに身をもって子供たちを導かなければならないと思う。

(7) レクリエーションのひと時

この病院では音楽療法部とレクリエーション部が共催で毎週火曜日の夕食後、屋外ダンス・パーティーを開催する。いつもは暗い精神病院も、この日はなんとなくざわついてくる。主治医の出席許可を得た患者たちは朝からパーティーの始まるのを楽しみにして、男子は散髪に行ったり、女子はドレスにアイロンをかけたり、一人前のエチケットをちゃんと心得てそれを行なう。

スイング・バンドは七人で編成され、音楽療法の時に訓練された患者たちが演奏する。その美しいメロディーを聞いているうちに、患者たちの日ごろのたゆまぬ努力の結晶が尊いものに感じられ、また、それに合わせてすべての悩みを忘れたかのようにダンスに興ずる患者たちを見ていると涙ぐましくなる。

このパーティーには私たちも患者から招待を受け、私服に着替え、昼間の仕事と切り離して職員、患者の分けへだてなしに一緒に楽しく過ごす。だが時おりメロディーの間を縫って遠くのグロー・ホールやサニビラから重症患者の悲鳴やどなり声が聞こえてきて、そんな時ふと精神病院であることに気づくのである。

七月四日のアメリカ合衆国独立記念日には運動会と納涼花火大会が盛大に開かれ、べんとう持参で競技や余興に楽しい一日を過ごす。この際にも、企画委員、会場委員、接待委員、行事進行係等の仕事はみな患者に受け持たせる。あくまでも患者たちによる患者たちのための行事で、われわれ職員は来賓として迎えられ、彼らの企画によって競技に参加し、共に楽しく一日を過ごすという趣向である。

この運動会をかえりみてつくづく感ずることは、精神異常者といえども、彼らの現在のレベル以上のものを与えて指導してゆかなければ向上させることができないということである。患者のレベルを低いものと考えて、その程度かあるいはそれ以下の扱いしかしなかったとしたら、レベルは一定のところで停止するか、または低下こそすれ、向上を見ることはできないであろう。そのよい例として、運動会の約二カ月前に患者たちに競技の訓練をした際、レベルの低いものはなかなか指図どおりにリズムにのった動作をすることができなかったが、指導員があきらめずに二カ月間レベルの高い患者たちと一緒に訓練したところ、ほぼ同じ程度にまで向上した。もしこのレベルの低い患者たちを途中で除外していたならば、おそらく彼らは永久に高いレベルに達し得なかったであろうし、他の患者たちと同じ行動をとることができなかったであろう。これはレクリエーションのみに限らず、精神的・肉体的に退化しつつある患者に刺激を与え根気よく指導を積み重ねれば、いろいろな面に大なり小なりの向上を見ることができるのではないかと思う。

運動会には重症患者を除いた約八百人もの多数の患者が参加したが、途中で病院から逃げ出そうとしたり乱暴を働いたりするような面倒な事故は一つも起こさず、無事終了した。職員を合わせて一千人以上にものぼる運動会は、ちょっとした学校の運動会ほどの盛大さであった。

賞品の費用は病院の娯楽費からも一部出されるが、患者たちが製作した作品のうち、参考資料として保存の必要のないものを年二回のステイト・フェアー（州主催の共進会）とクリスマス・バザーで展示即売した収益の一部もこれに加える。地方共進会は八月にインデペンデンスで開催され、博覧会場の一角をこの病院の展示販売所として割り当てられたので、O・Tの指導員が三日間交代で作品の展示即売に出張し、私も一日それを手伝ったが、多くの人々が患者の作った作品に対し深い理解とあたたかい心を示して同情的に買ってくれた。そして、三日間で二百数十点の作品が全部売り切れ、多い時には一日二百ドル以上の売上げがあった。これらの売上げは、患者たちのレクリエーションの費用の一部に当てたり、更に豊富な材料を補充してプログラムの拡張や充実を図ったりなどするのであるが、また一面では、バザーを開催して患者たちの作品を公開することによって、病院生活の一部を社会に紹介すると同時に、精神病に対する一般の認識を深め精神衛生を啓蒙する一助とすることがねらいなのである。

日本においても戦前は病院経済も比較的潤沢で運動会やパーティーが開かれていたが、やり方は全く逆で、院長や市長が施しにやるというような、病院の封建制を地で行くやり方であった。この点ではアメリカのやり方に感心させられる。こうして患者の自己尊重、自主行動が強調され、それが社会復帰への大きな足がかりとなることは否定できない。しかし、残念ながら今の日本では、このような形でレクリエーションを行なうことにはまだいろいろの障害があることを覚悟せねばならぬであろう。この点は今後の大きな課題であり、一歩ずつでも前進を期待したいものである。

四、留学を終えて

連日百度（華氏）を超える酷暑のなかで精神異常者を相手の仕事は並みたいていのものでない。一日の仕事を終えると全く身も心も疲れ果ててしまう。四時のベルが鳴ると昼の勤務を終えた人々がいそいそと寄宿舎へ帰って行く。寄宿舎へ帰ってシャワーを浴び、お風呂につかって一日の汗を流すとやっと我に返る。そして夕食にはユニホームを私服に着替えて再び本院の食堂まで行く。

この病院のように広大な敷地と完備された施設を持ち、千五百人もの患者を収容し、大勢の職員の働いているところは、ちょうど一つの独立した村のようなもので、日常生活にこと欠くことがないから、ほとんど敷地外へ出る機会がない。従って勤務と私生活の切りかえが行ないにくく、いつまでも仕事の延長のような気分になりがちであるが、ユニホームを私服に着替えることは何よりの気分転換となる。どのような職業にたずさわる人でも、仕事と私生活の切りかえがたいせつであり、やはり適当なレクリエーションも必要だし、社交も欠くことはできないと思う。

初めての寄宿舎生活も私には淋しかった。ことにみなが寝静まった夜半、一人でぽつんと起きて勉強していると激しい孤独感におそわれ、なんとか気をまぎらそうとしてピーナッツやキャンデーをつまんでいたら、なんとものの一、二カ月も経たないうちに体重が八キロも増え、サニビラにいる肥満型の女子患者と見間違えられそうなほどふとってしまった。

留学中に私がいちばん悩んだことは、ここで学んだことが果たして帰国後、日本の社会情勢に適応するかどうかという不安だった。一日も早く予定の修学を終えて帰国したい気持で胸が一杯になると同時に、またそうした不安が絶えず私の頭から離れなかった。しかし、たとえ私がアメリカで学んだことや経験したことが直接社会奉仕として役立たないにしても、長い私の人生において必ずプラスになることが多いと信じ、自分を常に励まし、元気づけて明日への意欲を養ったのであった。だが、留学生の中には、あまり責任の重大さを思いつめて考えた末、ノイローゼになった人や自殺した人もいるのである。

このようにきびしい生活ではあったが、滞米生活二年半を振り返って最も印象に残っているのはアイオワ州立精神病院でインターンをしていた当時のことである。オレゴン州立大学時代には留学生という一種の特権のもとに非常な優遇を受け、恵まれた生活を送らせてもらったが、人にお世話になるばかりで他の人に何ら施すことができなかった。それはいわばアンバランスな生活であり、本能的に満足することができなかった。その反動であろうか、病院へ来て、相手は精神病者ではあるが、私なりにそれらの恵まれない人々のために尽すことができた時に、初めて自己満足感を味わうことができ、そのおかげで私は、とにかく無事に帰国の途につくことができたのだと思う。

私が留学を終えて故郷札幌に帰ってきたのは、一九五三年の十二月も終りに近いころであった。そして、幸いにも翌年二月には北海道立札幌医科大学附属病院円山分院に就職し、約一年間Ｏ・Ｔを担当することができた。しかし、この療法は、当病院はもちろんのこと、日本では初めての試みであっただけに、予算も設備も全くないに等しいところから始めなければならなかった。すなわち、取りあえず八坪くらいの一室に机、椅子、本棚等は備え付けてはもらったが、作業の材料や道具類は何一つなく、全くの白紙から第一歩を踏み出したのである。

中川教授を始め医局の先生方は深い理解と関心を持って私の仕事に協力してくださったが、かんじんの経費予算を組む事務系統の人びとが治療内容をいっこうに理解してくれず、精神病患者の場合も内科や外科の患者同様に医者と薬さえあればよいという考え方であったので、私は何度も事務課をたずねて係員に実情を理解してもらおうと努めたが、全くスズメの涙ほどの予算しかもらうことができなかった。しかし私は、Ｏ・Ｔがアメリカの精神病患者にとって効果的な治療である以上、日本の患者にとっても必ずやプラスするところが多いであろうと考え、たとえ、スケールはアメリカの何十分の一であったとしても、一人でも多くの患者を救いたい一念でその第一歩を踏み出した。

五、日本での治療体験

札幌医科大学附属病院神経科分院では神経科・精神科の男女患者を合わせて約二百三十名を収容しており、その約八十パーセントまでが分裂病で、年齢は二十歳前後が多く、十五歳以下と四十歳以上は少ない。そのうちの男女約五十人にO・Tを実施することになったが、なにしろ指導者は私一人であり、ごくわずかな予算の枠内で実施しなければならない関係上、その内容も、扱う患者の数も、制限されざるをえなかったのである。しかし、それでも約三カ月を経過した五月ごろからそろそろ材料や道具類もそろって、仕事もどうやら軌道に乗り始めた。

病室を回ってみていちばん最初に気づいた点は、ごく少数の狂暴性患者を除いたほかのほとんどの患者が大へんおとなしく、しかも礼儀正しいことである。これは日本とアメリカの社会制度や習慣の相違を物語っているものであろう。しかし、分裂病者の持つ妄想や幻覚は日本人もアメリカ人も変わるところなく、その表現のしぐさまでが全く同じであり、しいてその違いを言うならば言葉が日本語と英語と違うくらいのものであった。

O・Tは、独立して治療を行なっても、よい結果を見ることができない。医者、心理学者、ケース・ワーカー、ソーシャル・ワーカー、看護者等と縦・横の連絡を密にし、相互の協力がなければならない。治療開始に際しては、その患者の症状、病歴、治療目標、特に注意して扱わなければならない点等について主治医から指示を受け、終了後は観察記録表を関係者に提出する。また必要に応じては心理学者に専門的な心理テストや心理分析を依頼したり、ケース・ワーカーに患者の家庭状況を調べてもらうこともある。患者は病室にいる時とO・Tへ来ている時とでは、往々にして異なった面を見せるので、平素の病院生活をよく知っている看護者側から病棟での様子を聞くこともたいせつである。

アイオワ州立精神病院では週一回治療関係者と看護者による会合を持ち、治療者や看護者がそれぞれの立場から患者の治療内容、経過、観察事項を報告し、これらを参考にあらゆる面を総合してケース・スタディーを行ない、その結果によって以後の治療方針が決められ、更に月一回院長を中心とした総合会合が開かれ、ケース・スタディーの結果を報告するとともに再検討され、院長の指示を仰いでいた。

次に私が札幌でO・Tを実施した際の患者の実例を二、三挙げてみることにする。

(1) 病気が治ればただの人

N夫人は北海道の或る漁村に生まれ、二十八歳で、一人の娘の母親であったが、子供は生まれながらの心臓奇形児で、彼女の並々ならぬ養育の苦労のかいもなく、彼女の入院中に亡くなった。

夫人がO・Tへ来たのは入院数カ月後で、当時の彼女は、見るからに姉御肌の、漁場のあばずれ女という感じであった。髪はザン切り、セーターとズボンの上に羽織の衿をずっとうしろに下ろしてだらしなくひっ掛け、ズックの上靴のかかとを踏みつぶして、バタン、バタンと引きずりながら、他の患者の迷惑などはいっこうにかまわず、用事もないのにしじゅう廊下を往き来していた。ときどき看護婦詰所を覗いては、「おい、お前たちは生意気だぞ、院長がいたらちょっと呼んでこい」などと言っているのを聞いて、O・Tへ連れてくるのはまだ早すぎるかとも考えたが、また、案外このような状態の患者こそ自己表現力が旺盛だから個性的な作品をつくるであろうし、興味を仕事に集中させてむだ口を防いだり、手工芸療法の製作の過程において反抗的な気持を吐き出させて、落ち着きを取りもどさせたりすることもできるであろうと思い、彼女を私の部屋へ連れてきた。

途中、廊下を歩いていて戸口を見ると、サッと顔色を変え、目が輝きだす。おそらく、すきがあれば逃げ出そうとでも考えてチャンスをねらっているのであろう。廊下を曲り、O・Tの部屋へ近づくにつれて不安そうな表情で突拍子もないことを言いだした。「今晩ワシは殺されるんですか?」「誰がそんなことを言ったの？」と私が聞き返すと、「さっき男子病棟のほうから、殺すぞ！という声がきこえてきたからさ」と答える。彼女は被害妄想を持ち幻聴があるので、このようなことを言うのである。前日の回診の時も、主治医の顔を見て「去年盲腸の手術をした時お腹の中に手術用のハサミが置き忘れられているから、いつか手術をやり直してハサミを出してほしい」という意味のことを言った。彼女はそれが原因で精神が異常になったものと思い込んでいるらしい。

O・T室へはいると、壁にはってある他の患者たちの作品が彼女の興味をひいたのであろうか「ワシも絵をかいてみたい」とつぶやいた。案ずるより生むがやすいとはこのことだと思い、「何の絵をかきたいの？」と問うと、しばらくして「ワシの村の絵さ」と答えたので、さっそく画用紙と水彩絵具を渡すと、私の大きな机を占領して、さっさと見向きもせずに描きだし、約二時間もの長い間、一言も口をきかずに立ったり座ったりしながら一生懸命に一枚の海の絵を描き上げた（写真1）。

彼女の絵は、白色を多く使うせいであろうか、ふつうの水彩画に見られるような淡泊さや透明感が全くなく、むしろ油絵のように不透明な感じで、しかも水気を少なく絵具を豊富に使って厚く盛り上げてある。構図もなかなかよくバランスがとれているのには驚いたが、それよりもなおいっそう私を驚ろかせたことは、病室で見た彼女とはうって変わった態度で、描くことのみに熱中し、二時間余の長い間むだ口一つきかなかったことである。

初めてO・Tで過ごした二時間を、彼女はどう思ったであろうか。翌朝出勤すると直ぐその反応を見るために病室を訪れてみると、今日も絵をかきに行くのだと言って私の行くのを待っていた。

彼女はそれから約四カ月間にわたって五十数枚の絵をさまざまな題材で次から次へと黙々とかき続けたが、どの絵も彼女独特の個性を持ち、非常に荒いタッチであるが一種の迫力を感じさせる。しかも、分裂病特有のなまなましい原色を用いず、実によく色を使いこなして、しっとりとした中間色が、彼女の絵を一段と引き立てている。

六月十五日の札幌神社祭礼の日、N夫人は見物に行きたいと言って外出の許しを得、町へ出た。私は彼女が絵の道具を持って出かけたとは知らなかったが、この日、或る住宅の裏庭へ入って絵を一枚かいて病院へ持ち帰った（写真2）。絵具を溶く水がなかったので裏口から声をかけて女中さんから水をもらい、二時間余もその庭に座りこんでかき終え、門を出しなに何気なく標札を見ると「知事公宅」と書いてあったので驚いたとのことであった。このころの彼女は、心の糧（かて）を絵をかくことによって満たしていたのであろう。

その後、彼女は三十回のインシュリン衝撃療法を受け、わずか二、三週間で妄想がぬぐい取られ、幻聴に対する独語等もきかれなくなった。そこで、当時の絵と二、三カ月経過したのちの絵との間に変化を生ずるか否かを観察する目的で、帆かけ船が海上で雷雨をあびている絵を雑誌から切り取って模写をさせ（写真3）、また絵をかくことを継続させてみたところ、一カ月もたたないうちに、少しずつ変化を見せてきた。

まず、彼女は今までほど絵をかくことに熱中しなくなってきたので、少々趣向をかえ、手芸（人形製作・モール細工の壁掛・レース編み等）をさせてみたが、いずれもアイデアが平凡で、独創的なところが見受けられなかった。彼女自身も手芸に何かあきたらないものを感じたと見え、いつとはなしにまた筆をとり、絵をかきだした。

インシュリン療法を終えてから約三カ月を経過したころに、以前模写させた帆かけ船の絵を再び模写させてみたところ（写真4）、構図、色彩こそ何ら異なるところはないが、絵全体から受けた彼女独特の荒いタッチや押し寄せるような迫力が消え去り、すっかり力抜けしたような、立体感のない絵になってしまった。彼女は以前にかいた絵を幾枚も出して近作と見くらべては大きな溜息をもらし、「先生、わたしはパアー（頭が狂っている意味）のほうが上手にかけるようだね。インシュリンをしてもらったら、絵が下手になってしまった」と、さも寂しそうに嘆いていた。しかし、そのころの彼女の態度には女らしさがあり、物腰もおだやかになり、容貌さえ変わってきはじめた。

ウェイガントは、芸術的活動と精神病との関係を考察して次のような場合のあることを言っている。

(1)　芸術的能力がすでに健康時に完成の域に達していて、発病によって何らの影響も蒙らない場合。
(2)　発病によって既存の芸術的能力が急速にかつ著明に崩壊に陥る場合。
(3)　発病によって患者の心底に眠っていた芸術的素質の萌芽を目ざめしめたと思われる場合。
(4)　発病前の芸術的能力がなお存続はするが、発病により著明な影響をうけて、作風の変化や、ま

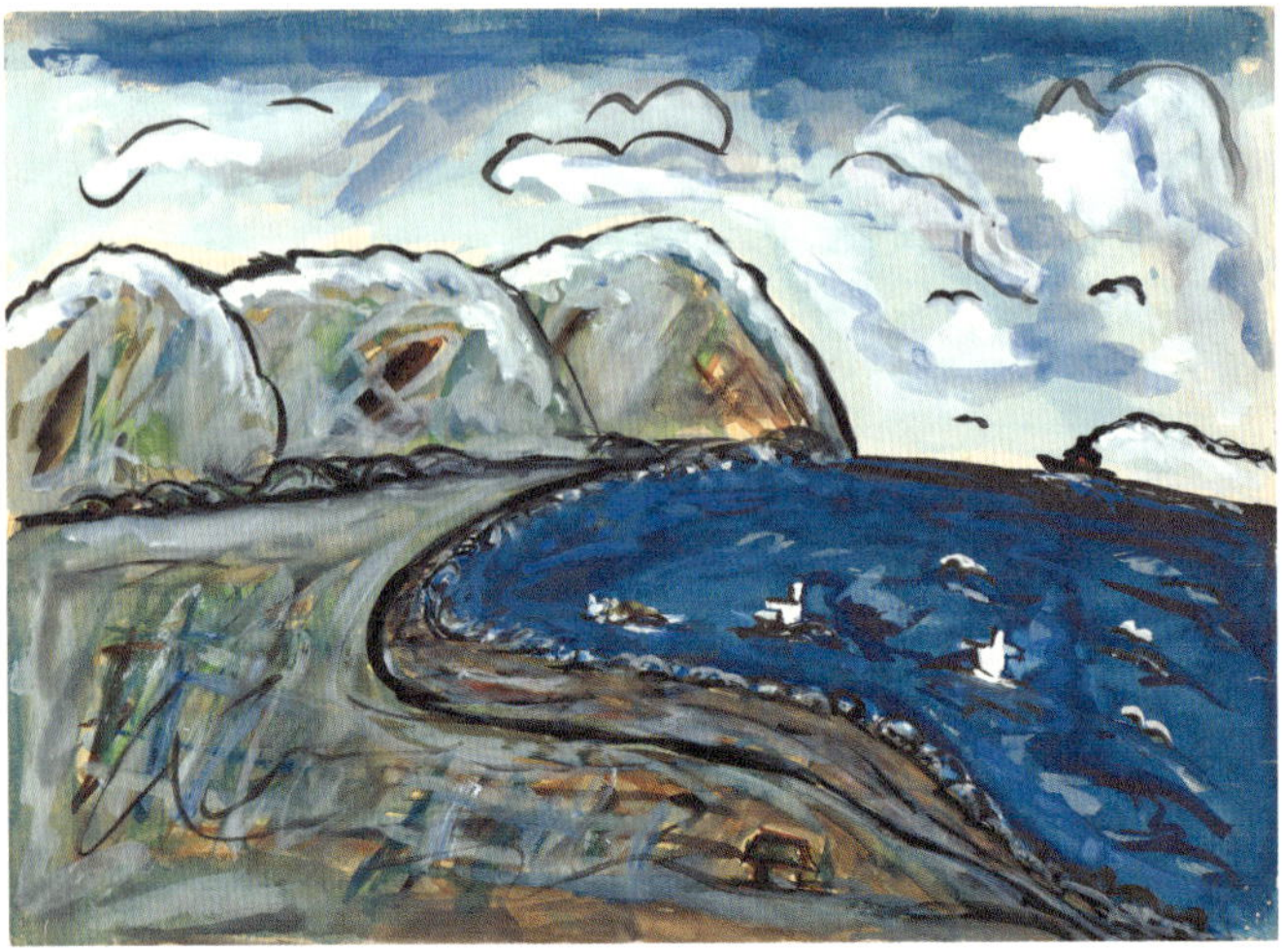

写真 1　N 夫人が初めて絵筆をとって描いた作（水彩画）。
彼女の郷里北海道増毛町の海の絵。

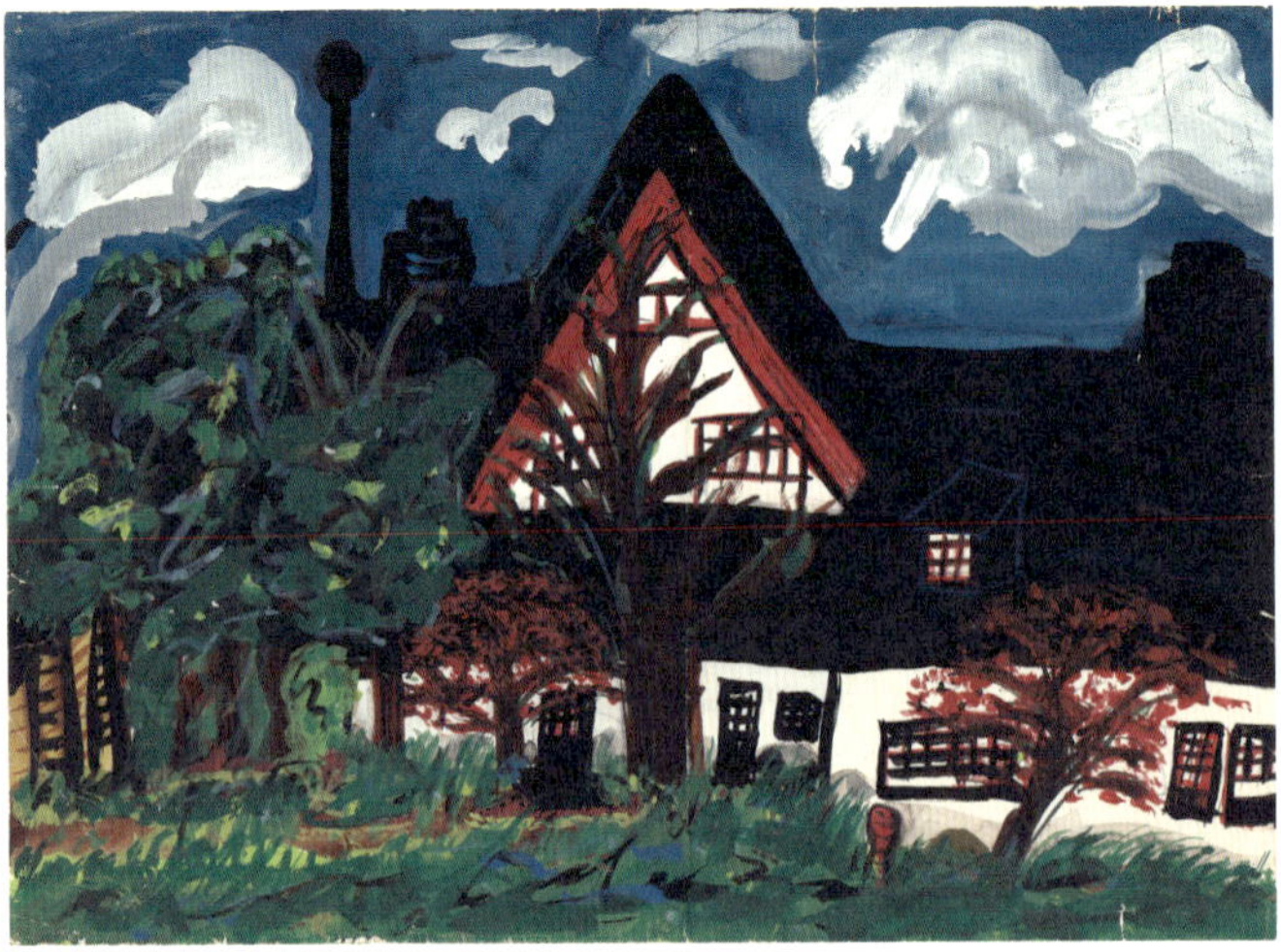

写真 2　札幌神社祭礼の日よその家の裏庭で描いたもの。

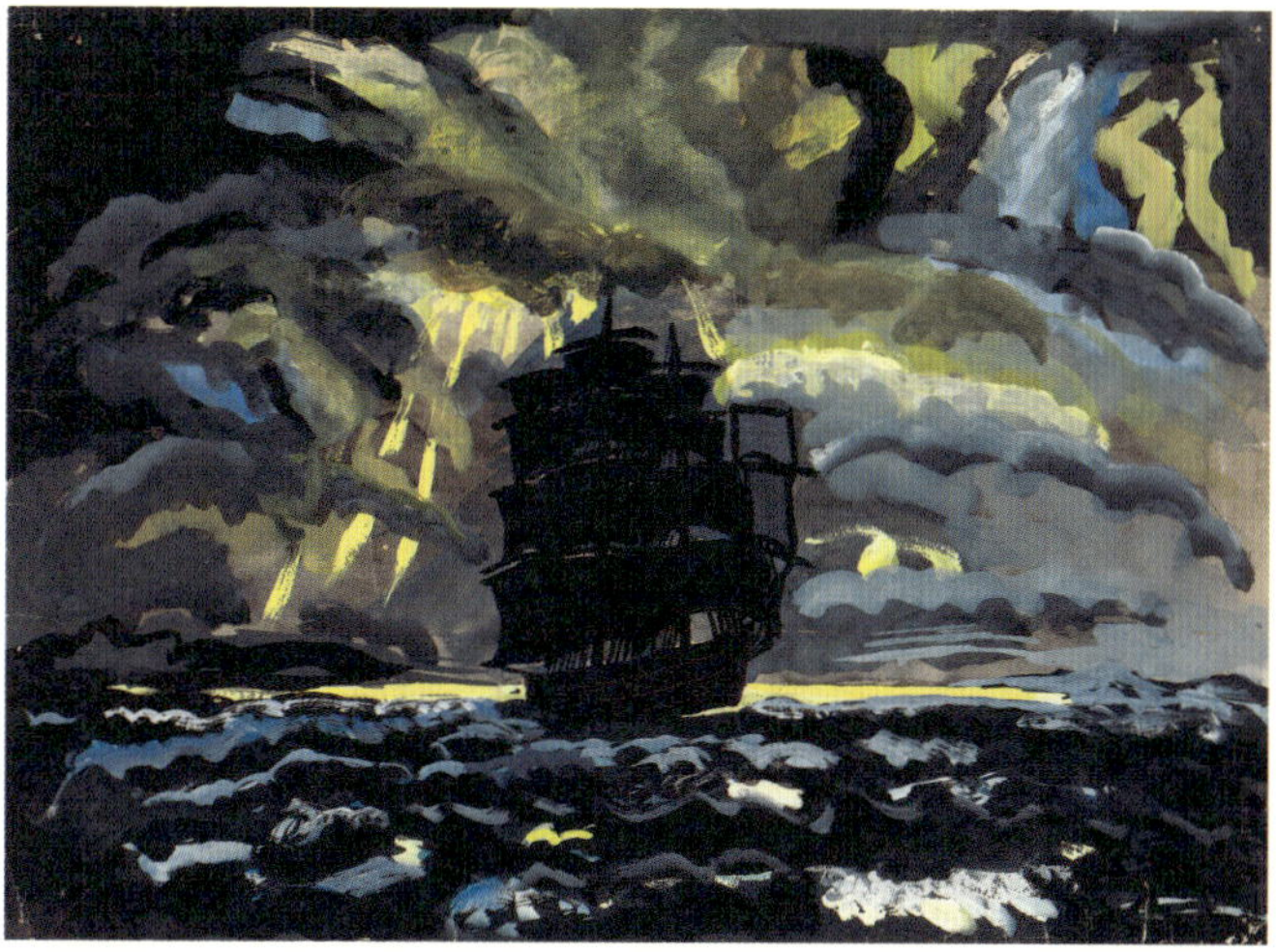

写真３　インシュリン療法を終えて間もないころの模写（水彩画）。
雷雨のすさまじさ、荒れ狂うような海の様子がよく描かれている。

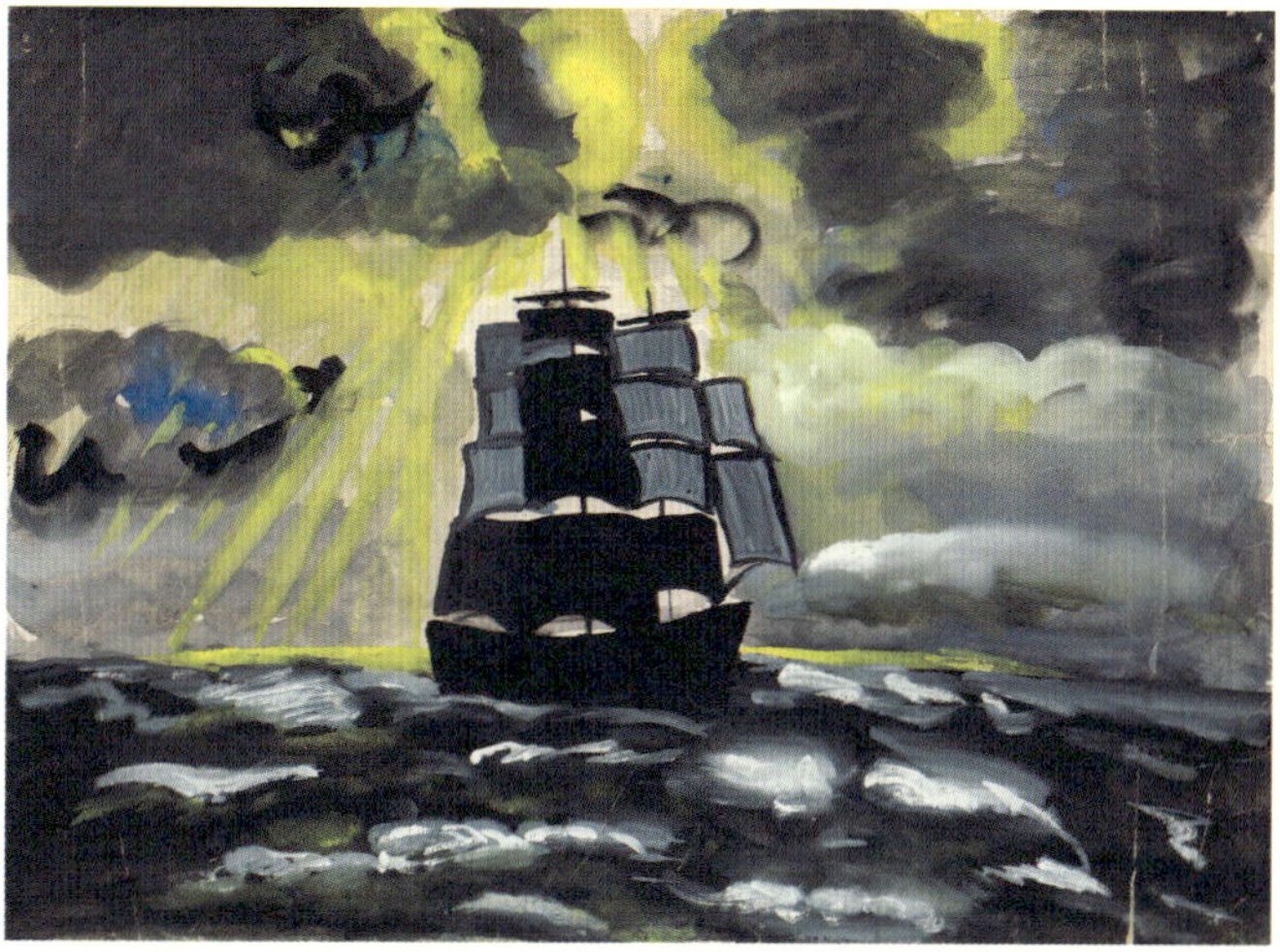

写真４　上図より約３カ月後、再び同じ題材を模写したもの。

た、しばしば技術的な崩壊を招来する場合、など。

N夫人の場合は、この第三項目に相当するのではなかろうか。病気が刺激となって彼女の心底に眠っていた芸術的素質の萌芽が一時的に目ざめたが、病気がよくなるにつれて刺激が少なくなり、いつともなしにその素質が再び眠り始めたのであろうか。それとも彼女は症状のはけ口を絵をかくことに求め、画面に向かって思いきりそれを吐き出してしまったからなのであろうか。

一般に精神分裂病的絵画は、異常に誇張された象徴の偏愛や、描写の精緻、複雑な画線、色彩の特異性（原色が多く、非常になまなましく、くどい感じのする色彩）、異常な独創性、卑猥な画題の選択、非現実性等の点に特徴がある。

なお、この場合は、インシュリン療法の効果を確かめる上において、治療前と後に模写した二枚の絵が参考になった。このようにO・Tは、他の治療の効果や治療過程における進度を計る一つの手がかりとなることもある。

(2)　ロボトミー手術後のケース

八人一室の大部屋の女子病室の両隅に、ほぼ同じような状態の患者が二人、顔を下向きにして目を閉じたまま、身動き一つせずにじっと、来る日も来る日もベッドに座っている。見るに見兼ねた私は、何とか人間らしい生き生きとした精気をよみがえらせてあげたいと思い、主治医に患者の症状や病歴を聞いてみたところ、一年ほど前に二人ともロボトミー（脳外科療法）の手術を受け、それ以来おとなしくはなったが、全く無表情の、ただ生きているに過ぎないといった感じの無性格な人間になってしまったという。

だいたいロボトミーの手術は分裂病の治療の中でも最後的な手段であるから、彼女らはもうこれ以上に何の治療を施してもあまり効果が望めないというところにまできていた。しかし私は、手術後、何の刺激もない病院で無為に毎日を送っていることがますます患者の感情の鈍麻を来たす原因の一つではなかろうかと考え、それらの患者を心身ともに訓練するためO・Tを実施することに深い関心を持った。そして、先ず試験的に、同じような病状と病歴を持つこの三十八歳と二十三歳の二人の患者のうちの一人にO・Tを試みることとし、二十三歳のH嬢を選んだ。

私の仕事は病室へ行ってH嬢をインタビューすることから始まったが、一回目も二回目も、とうとう口をきいてくれなかった。もっとも、このような状態の患者に、いきなりO・Tの理論や趣旨を説明しても理解できるはずがない。O・Tは一種の治療だという考えを最初から与えると、ますます引っ込み思案になる傾向があるので、先ず他の患者たちの作品を彼女の病室の壁や棚等に飾って、製作中の雰囲気や感想などの話し合いをさせることによって参加への動機づけを図ってみた。それに刺激されたのであろうか、全く否定的であった彼女の態度が変わり、一週間ほど経って病室を訪れた時には、私の誘導にのって参加する意思をのぞかせた。

おそらく彼女は、ベッドから離れてO・Tの部屋へ行くことに非常な不安を感じていたのであろう。今まで入浴と用便に行く時以外は容易にベッドを離れず、院内の散歩もしなかったような状態であったから、ひどく疑い深い面持ちで私をちらっと見上げ、やっとベッドから降りてくれた。だが、二、三歩あるいては立ち止まるので、私は手を引くようにしてようやく連れて行った。

このように受動的な患者は、比較的社交性に富んだ患者たちの間に座らせる。なぜなら、精神病患者は同室または隣席する患者の症状や性格によって左右されやすいからである。たとえば一人でも躁状態の患者がいて、のべつまくなしにしゃべったり歌いまくって騒いだりすると、他の患者たちもそれにつられて興奮し、また、うつ状態の患者が大声をあげて泣きわめいたりすると他のものまでも静まり返ったりするから、O・Tでも隣り同士に座る患者たちを選択しなければならない。

さてH嬢は、一回目は傍観的で、最後まで無言の抵抗を続け、何の作業もしなかったが、二度目には側に寄ってきて、机の上にあった色紙を手で細々とちぎってはそれらをまたハサミで小さく小さく切りきざんでいた。その彼女の動作から貼紙細工を思いついた私は、画用紙と糊を与えてペーパー・モザイクを指導した。しかし彼女は何の関心も反応も見せず、相変わらず色紙を細かく切り続けていた。

そのうちに、側にあった雑誌に手をのばし、二、三回パラパラとめくっていた彼女は、急に何かを

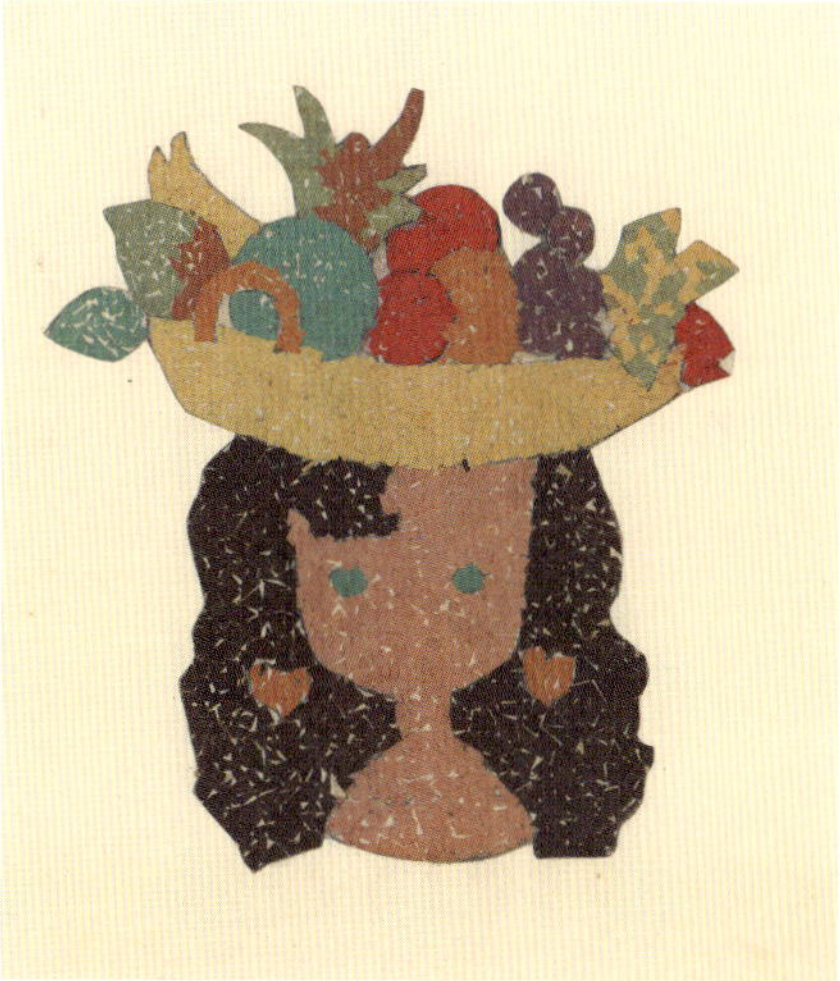

写真５　H嬢が初めて製作した色紙のモザイク。一片一片の大きさは、親指の爪の十分の一くらい。

思い出したように鉛筆をとって画用紙一杯にフルーツ・バスケットのような帽子をかぶった女の顔をスケッチし、そのスケッチを手に、何か言ってもらいたいような表情で視線を私に向けた。その時私は初めて彼女と人間関係（心のつながり）ができたことを感じた。

病室で一日じゅう目を閉じていた彼女は、O・Tへ来た最初の日は目を開くには開いたが、フシ穴のようなうつろな目であったのに、製作を始めた時から急に目つきまで変わって生き生きとしてきた。二回目はスケッチだけで終わったが、三回目から貼紙に移った。仕事の間は手を休めたり辺りに気を散らすことなく、根気よく続けて、二週間後にはりっぱな一枚の貼絵を完成させた（写真５）。そのころのO・Tは一週間に三回で、一回の治療時間は二時間であったが、時間延長などもあって、H嬢が一枚の貼絵を製作するのに要した時間は約二十時間であった。

次にモザイクの経験を生かして貝殻のブローチを製作させた。方法はモザイクと同じように、セルロイドの型にセメンダインを塗ってその上にいろいろな色に染めた小さな貝殻を、ピンセットで貼りつけていくのである。角型や丸型、菱型等の形のセルロイドにさまざまなデザインを工夫して数個作った。

色紙は柔らかく自分の好みの大きさに自由に切ることができるが、貝殻は固く冷たく扱いにくい。同じモザイクという種目であっても、〇・Tでは患者に与える材料の材質に注意して、患者一人々々に適した材料を選んで与えることが肝要である。彼女のように自閉的でそして工作に経験のない者には、最初は扱いやすい柔軟性のある材質を選ぶべきである。粘土細工とか、フィンガー・ペインティングなどもよいと思う。独創力や想像力を必要とするフリー・デザインを描かせるのは二次的で、初めは教本や雑誌等からヒントを得させたり、またはデザインを模写させるほうが効果的である。表現力に乏しい患者に最初から独創力、創造力等を必要とする種目を選ぶことは、かえって自信と製作に対する興味を失わせることがある。

病院生活には〇・T以外に何の楽しみも、変化に富んだ興味もないせいであろう、実によく一つの仕事に集中して、正常人にはできないような細かい精密な仕事を根気よくやり通す患者がいる。H嬢も、〇・Tに来はじめたころの作業参加の態度は傍観的であり受動的であったのが、一カ月後には他の患者たちにブローチの作り方を教えるほどになり、仕事の話し合いをしたりなどして、明るい表情で微笑さえ浮かべるようになった。それまでは仕事の後始末をしなかったのが、そういう点にまで気がつくようになって、態度が活動的になってきた。

次の段階として、更に彼女の社会性を養い、対人関係の訓練を目的としたグループ・プロジェクト（集団工作）を試みた。材料にはモール、色紙、ボール紙、糊など、扱いやすいものを与え、工作に積極的な態度でかつ指導力のある患者たち三人を選び、彼女と四人一組のグループで遊園地の模型作りをさせた。患者たちは幼なかりし日を想い出しながら四人がそれぞれ手分けして、滑り台、ブランコ、ベンチ、砂場、シーソー、花壇や木々、遊んでいる子供たちなどを全部モールで形どり、五十センチ四方ぐらいの大きさのボール紙を台紙にして、その上に適当に配置して糊で止め、見るからに楽しそうな遊園地を立体的に作り上げた。この作品の製作過程において彼女は雰囲気にとけ込み、他のメンバーと相談し合いながら自分に割り当てられた部分を熱心に責任をもって製作し、協力的な態度であった。

そして、O・Tへ来るようになってから三カ月目ころには、前髪をきれいに分けて薄化粧し、自分で作ったブローチをセーターに付けて、さも嬉しそうであった。その一方、同室のもう一人の患者は依然として同じ状態であったから、やはりH嬢はO・Tによる心身の活動と訓練により、いくらか健康人らしさを取りもどしたのであろう。O・Tはデーターを記録することがむずかしく、従って、H

嬢が以前受けた電撃療法やロボトミーの手術がO・Tを開始したころから効果を表わしてきたのだと言われればそれまでのことかもしれない。だがこの場合、一つの病室で同じ病状と病歴を持つ二人の患者の一方にだけの変化であるから、これはO・Tによるものであろうと感じた。患者が病棟からO・Tへ出る時と、終わって病棟へ帰る時とでは全く表情が違うと看護人たちも認めていた。

その後H嬢はフランス刺繍に興味を持ち、枕カバー、エプロン、テーブル・センターなどの家庭実用品を次々と一人で製作できるようになった。こうして数カ月間続け、夏も終わりのころ、彼女は自宅で療養できる程度にまでなり、主治医から退院の許しが出た。家族の者は彼女の病状の悪かった時のことのみ考えて、なかなか迎えに来なかったので、私は家族へ宛てて詳しく彼女のようすを書いた手紙を出し、九月の下旬に入ってやっと母親が迎えに病院へやって来たが、彼女と会ったとたんに、喜びをかくしきれず、涙がほほをつたわっていた。

もし彼女がO・Tを受けなかったとしたら、おそらく一生を病院で過ごさなければならなかったのではないかと思う。また、仮りに退院することができたとしても、そのままの状態では社会生活はおろか、家庭の一員としても適応できず、おそらくは生涯を暗い毎日で終わったのではなかろうか。

このように考えると、患者の退院準備として、O・Tにより団体訓練やいろいろな基礎的生活指導を行なうことが、再出発への溝をせばめることになり、社会復帰への足がかりともなろう。

患者たちの中には、入院生活が長びくと人生の大半を無為に過ごしているように思い、退院をあせるものも少なくないが、一方、必ずしも退院を心から喜ぶものばかりではない。それは、精神病院という特殊な環境内で自分たちをあたたかく理解してくれる医師をはじめ治療・看護者たちのいる温室から、いざ退院となり、きびしい社会へ出ることについて、まるで寒空に裸でほうり出されるような不安な気持になるからである。病気がよくなって病識がはっきりすればするほど、社会への適応性、社会性、対人関係などに不安を感じ、それにも増して自分が精神病者であったという劣等感が彼らを深刻に悩ませるのであろう。

その意味では一般社会人は彼らをこころよく受け入れ、あたたかい目で見守ってあげてほしいと思う。

H嬢はO・Tで製作した数々の作品を持って、なつかしの郷里へ帰って行った。

(3)　幸福のおふだ

S嬢（三十歳）は分裂病患者で、関係妄想を持ち、特に男女の問題については強度の妄想があり、恋愛に関する作語症がある。

病室での彼女は小さな薬包紙を何百枚も集めて、アリの這うような細かい文字でびっしりとその紙を埋めている。私が読んだところでは全く連絡のない単語を羅列しているに過ぎず、何のことを書いているのかさっぱりわからないが、文中で目立つ文字は、愛とか、恋人、幸福、失恋、彼氏、彼女などで、それらから、何か恋愛に関する文章を書いているらしいことだけは読みとれる。彼女はまじめな顔で私に「先生はまだ独身でしょう。私の作ったこのおふだを一枚持っていれば必ず幸福な結婚ができますよ」と言って薬包紙を一枚くれた。彼女は病室にいるほとんどの時間を手当たりしだいに小説を読み、恋愛に関した文章のなかで自分の気に入った文句を書き抜いてはおふだの製造に余念がなかった。

S嬢はもと小学校の教諭であって、師範学校を卒業しているが、二年前、同じ学校に勤めていた教諭に失恋してから、急に分裂症状が現われたという。入院後間もなくO・Tへ来るようになったが、当時の彼女は男の人さえ見れば誰をつかまえても、どこかで見たことがあると言い、「私にラブレターをくれたのはあなただったのではないですか?」と言って、しつこくつきまとったり、また、彼女と同じくらいの年輩の女性をみると、看護婦であろうが見舞いの人であろうがおかまいなしに「きっとあの女は私と彼氏の間を邪魔しているものに違いない」と言って興奮する。しかしこのような彼女でも、ひとたび話題が男女関係から離れて、たとえば教育問題とか、政治問題になると、常識的なことを話し、行為は整然と落ち着いているから、第三者が一見したところ、異常者であるということに気がつかないこともある。私が時おり見学に見えた人を病室へ案内すると、「あの人も患者さんですか?」とか「どこが悪くて入院しているのですか?」などと尋ねられるくらいであった。

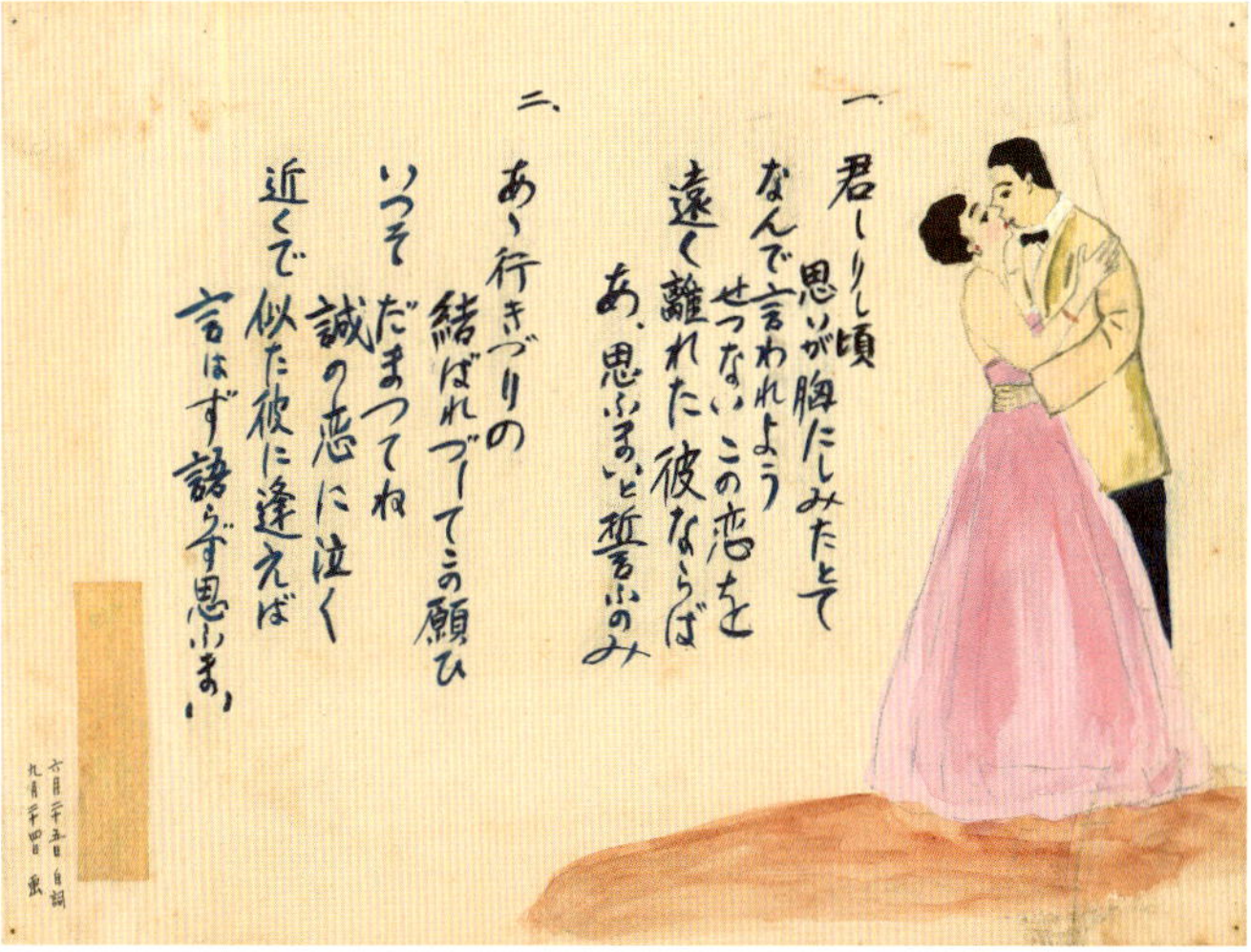

写真６　S嬢の恋愛と失恋を表現した絵の一例（水彩画）

おふだを製造すること以外に何か彼女に興味がないものかとO・Tへ連れて来てはみたものの、彼女の製造するものは今までの恋愛文章がただ絵に変わって表現されるだけであって、画題はやはり男女問題に集中していた。たとえば結婚式の新郎新婦や、男女が入り乱れてダンスに興じているところとか、ワインのグラスを片手に男女が抱き合って乾盃しているところ、立派な自動車に自分の名前を記入して、自分だと称する女性と一人の男性が乗ってゴルフ場へ行く絵などを描いて示した。そしてその余白に小説などからの書き抜きを、あたかも自分で作詩したかのごとく書き並べ、さも悩み多いということを、絵と詩によって表現し、気晴らしをしたといった表情であった。

図の水彩画（写真６）に書き添えてある彼女の

「自作の詩」は次のとおりである。

一、君しりし頃
　思いが胸にしみたとて
なんで言われよう
　せつないこの恋を
遠く離れた彼ならば
　ああ思ふまいと誓ふのみ

二、ああ行きづりの
　結ばれづしてこの願い
いっそだまってね
　誠の恋に泣く
近くで似た彼に逢えば
　言はず語らず思ふまい

そのほか彼女の書いた詩と称するものをもう一つ、原文のまま一部紹介すると、

「もう恋愛などは止めましょう。そうね、悧口な心を広く遣い彼女と彼氏の蘊蓄を学んで歓びをわかち合い、共に逢う日まで杜絶を養いましょう。そうして将来にもっと覇気のある事を一歩進めて

婚約者を誘って生活したと同じ見方をしばしば自覚しようではございましょうか。」

私は先ず、彼女を外へ連れ出して自然の美しい景色を描写させることに努めた。幸いに彼女は私の誘いにこころよく応じ、他の絵画に興味のある患者たち数名と一緒に分院の裏山に出て、日光浴をしながら新鮮な空気を胸いっぱいに吸い、午後のひとときを自然としたしみ、あたりの景色を写生した。絵を描き終えるとみんなで輪になって童謡や民謡等を合唱し、晴ればれとした気持で病棟へもどった。そして主治医と相談のうえ、彼女の病室を山の見える景色のよい部屋へ移しかえてみた。そのころ描いた彼女の絵には次のようなことが書き込まれてあった。

「ほら、向こうに視線をそらしてごらんなさい。近く又遠く、素晴らしい景色ね。蒼々と繋った山々を遙か彼方に見ているだけでも静かに芸術的に抜擢されるところを感じますでしょう。お互いにこうして愉しくいられますのも学者あるいは医学博士が幾年間か続けて努力されました結果でございますよ。」

一、二カ月後に病院生活の感想を彼女に聞いてみると、「先生方は診察のたびに私に外のものに興味を持つようにして、自分の病気や悩みを余り考えないほうがよいといわれますが、何の変化もない病室の壁や天井を眺め、他の患者たちと一緒に一日じゅう黙って座っていたのでは、自然に自分の病気を苦にして、悩みはますます深刻になります。でも、病室をかえていただいてから、晴れた日に山の頂上を眺めていますと気分が落ち着き、さっぱりするようになりました」と言っていた。

これまでに受けた十数回の電撃療法と絵画による精神療法が効を奏したのであろうか、あまり男女問題を口にしなくなったし、卑猥な画題の絵を描かなくなった。こうしてしばらく落ち着いた精神状態が続いたが、月経が近づくといくぶん精神状態に動揺を来たし、月経期間はまた逆もどりしたのではないかと思われるほどの興奮状態を見せるが、一週間も経つとケロリと治る。彼女に限らず女子患者の場合、月経の一週間ぐらい前と月経時に、よく精神状態に変化を来たすものがある。

S嬢の場合は病室をかえたことが一つの気分転換となり、美術療法による景色の写生は彼女に転機を与えたのではないかと思う。もちろん、病室をかえたり〇・Tを受けさせたりするだけでは妄想を取り去ることはできない。医師による症状に適した種々の積極的な治療が主流であることは言うまでもないが、〇・Tをそれらの医学的・物理学的療法と併用するときに、いっそう治療効果をあげることができるのではないかと思う。

(4) 言語療法を兼ねた治療

T夫人は前項に記したS嬢と同室の、四十歳になる進行マヒの患者である。電撃療法やマラリヤ発熱療法の治療を受け、或る程度の治癒は見られたが、病原である梅毒の進行がひどく、痴呆状態をそのまま残している不完全な軽快にとどまり、更に入院を続けたが、二年を経過した当時でも口一つきかず、じっと動かずに寝たきりの状態で、食事さえも看護婦の介助を受けていた。進行マヒの患者の中には、神経衰弱型、躁病型、痴呆型、分裂病型、激越型、抑うつ型等の病型があるが、彼女は抑うつ型のほうで、ボヤッとして間の抜けたような顔つきをし、酔っぱらいのように手足の力が抜けた格好でよろけながら歩く。

一般にこの病気の治療効果は、病気の進行程度にもよるが、発病半年以内では七十パーセント軽快し、全般的には四分の一が完全に軽快復職し、四分の一が痴呆を残したまま不完全な軽快にとどまる。家庭の環境、境遇などによっては家庭で保護できる程度になると退院するものもいるが、あとの二分の一は強度の痴呆のため、引き続き入院を要し治療を受けるが、途中で死亡するものもある。

私は、彼女の孤立をほぐし或る程度のスピーチ・セラピイ（言語療法）を施し、日常の家庭生活の訓練をして、なんとかまがりなりにも家庭の一員として、二人の子供の母として適応できるような順応性を養わせることに治療のポイントを持っていたが、何度病室を訪れて彼女に話をするように努めても、約一カ月というものは、ただ無表情なうつろな目で私を見るだけで、何の反応も見せなかった。どのような方法で彼女を刺激し、眠っている心を目覚めさせることができるか、私はその動機づけに悩んだ。当時私は他に二十数人の患者たちをみなければならなかったので、時には彼女のことはあきらめようかとも思ったが、このような時にこそ根気よく患者に体当たりしていかなければＯ・Ｔの効果を私自身も認めることができないであろうと思い直し、わずかな期待を胸にしながら彼女の病室に通い続けた。

こうした苦労のかいがあって、間もなく彼女は、わけのわからない言葉ではあるが、何かしきりと私に話しかけようとする態度になった。発音の不明瞭な聞きとりにくい一語々々に私は全注意力を集中させて聞きとろうとするのだが、彼女のこわばった口を見つめているだけですっかり根気を消耗してしまう。そこで私は紙と鉛筆を出して筆談を始めた。患者は「子供たちが待っているから早くかえりたい」とたどたどしい震えた文字で書いた。

彼女がかりに退院したとしても、このままの状態では子供たちの面倒は何一つみきれないであろうし、家族のものと話すことすらできないようでは、かえって本人にとっても子供たちにとっても不幸なことであろう。それには、ただこうして寝てばかりいてはこれ以上回復するとは思われないから、試験的に少し体を動かして仕事をしてみてはどうかと思った。彼女も入院前は家庭の主婦としてまた母として、いろいろなことを経験したであろうから、適当な場とチャンスを与えて誘導すれば、あるいはその当時を思い出し、それらの経験を生かして何かできるのではなかろうかと思った。しかし病気になって以来二カ年もの長い間すべてのことから遠ざかっていたのであるから、たやすく元のようになるとは考えられない。それにしても、適度の肉体的・精神的な活動と訓練を毎日積み重ねることが、彼女の適応性を養うのに最もたいせつなことではなかろうか。

彼女は私を信頼しきったように、従順な態度でO・Tへ来た。手の震えを気にして最初のプロジェクト（種目）への参加は消極的であったが、私が指先の訓練になるビニールの籠《かご》編みを選んで製作方法を一通り説明し終えると、さっそく材料を手にとって編み始めた。

最初はいちばん簡単な三つ編みで九本のビニールの紐を三本ずつに分けて、三十センチぐらいの長さに手下げ籠の持ち手になる部分を二本編ませた。

もう筆談をやめ、私はどんどん説明するとともに、彼女にいちいち返答を求めて少しでも話すチャンスを与えるようにし、口の開きぐあいから発音まで一語々々を、何度も復唱させながら、スピーチ・セラピイを兼ねたO・Tを実施した。何度発音させても言語障害特有の空気のもれたような不明瞭な音を出し、歯切れが悪く、そのうえ、言葉と言葉の続きぐあいが不円滑であったが、彼女は真剣そのものの表情で努力に努力を重ねた。編み終えた紐を見ると、所々ゆるんだり、きつくなったりして、彼女の指の不自由さを如実に物語っていたが、その当時は出来上がったものの結果の良し悪しは問題外であって、それよりももっとたいせつなことは、彼女が他の患者たちと同じように一つの仕事に興味を持ち、仕事の糸口を見つけたことと、工作しながら発声を正し、一言でも自分の意思を表現できるようになったことである。私は彼女の収穫に充分満足することができた。

工作は第二段階に入り、いよいよ籠になる部分を編み始めた。持ち手の部分の編み方に比較して数倍も複雑にはなるが、一つの結び方さえ覚えてしまえば、あとは同じ動作を最後までくりかえして編んでゆけば自然に籠が編まれてゆくのだから、彼女の指の訓練には最も適しているプロジェクトであろうが、なかなか根気のいる仕事である。毎日一センチ、二センチと編み重ね、約二週間もかかって出来上がった籠は、残念ながらちょっと人前に出せるようなものではなかった。しかし出来上がるまでの過程において、いかに多くの肉体的・精神的な収穫を得ることができたであろうか。

その後も彼女の希望により継続的に幾つもの籠を同じ方法で作ったが、一回目より二回目、二回目より三回目と、その上達ぶりは驚異的であった。十数個の籠は彼女の工作の過程を明瞭に表わしていた。彼女の持続的な努力と熱心さは熟練をもたらし、興味が増すとともに、くろうとも顔負けするような、市販の品にも劣らないほどの優秀作品が続々と完成されていった。

彼女は初めのうちは出来上がりの良し悪しよりも一つの作品を完成し得た喜びに満足感を味わっていたが、回を重ねるにつれて、少しでも上手に仕上げようという意欲を燃やし、だんだんと上達するにつれて、出来上がった作品のよさにみずから励まされていたようであった。

或る日、彼女はいつものように籠を編みながら明るい笑顔で私に次のようなことを言った。

「先生、私は今まで病室でだれからも相手にされなかったので何一つ話す機会がなく、いつのまにか言葉すら忘れてしまっていました。また、話さなくとも三度の食事は必ずだれかが運んできてくれましたから、それを食べて生きてきました。別に言語の必要もなく、ただ漫然と暮らしてきましたが、O・Tへ来るようになってから急に生活が明るくなったような感じがします。先生の話されることもよく理解できるようになりましたし、習ったことも記憶できるものと見え、こうして一人ででも編めるようになりました。先生や他の患者さんたちが私の言葉を聞き取ってくださるようになった時の喜びは何にもたとえようがないほど嬉しかったです。なんだか今まで失われていた自信を幾分なりとも取り戻したような気がします」と。

その時には私も今までの苦労を忘れ、涙が出るほど嬉しかった。そのころの彼女の話しぶりは、まだ言葉と言葉の間が少しとぎれる難は残っていたが、いちばん発音しにくかった「ラリルレロ」と「パピプペポ」の音が以前とは比較にもならないほど明瞭になり、ゆっくり話しさえすればたいていの人が聞きとれるぐらいまで向上し、O・Tでも病室でも、ときどき他の患者たちが彼女の側に来て話している姿を見かけるようになった。

彼女が製作した籠は単なる工作に終わったのではなく、長期にわたって経験したことが一つの技術を身につけさせたのである。彼女は病室にいる時は看護婦や掃除婦に頼んで裁縫の材料をもらい、初めのうちは寝巻程度のものを練習に縫っていたが、しまいにはきんしゃの着物や羽織まで一人前に縫えるようになった。

彼女の場合は、前に述べたN夫人の絵画と反対に、病気が回復するにつれて自分の発病前に得た経験を生かすことができるようになったケースである。彼女は以前と全く違って自発的に仕事を求め、常に自分を忙しく活動させるようになった。

その年の暮れも押し迫ったころ、彼女に退院の許可が出た。長い間の願いが叶って望みどおり夫と子供の待つU村へ帰ることになった彼女は、とめどなく流れ出る涙を抑えながら、「長い病院生活でしたが、O・Tへ行くようになってからは一日の生活に一つの目標ができて、それを一つ一つ達成するたびに自分が一歩々々進歩しているように思われました。毎日を有意義にそして楽しく過ごさせていただきましたから、今振りかえってみますと三年間が本当に夢のように過ぎ去ってしまいました」と言っていた。

退院後間もなく私に便りを寄せて「おかげで主婦としての務めをどうにかやっています。私が入院しているうちに子供たちはすっかり大きくなり、私の帰りを喜んで迎えてくれました。暇のある時や主人の帰りの遅い晩などにはお習いした籠を編みながら、入院中に先生からいろいろとお話ししていただいたことを思い出しては自分を元気づけています。未熟ですけれど、できあがった買い物籠を親戚や近所の方々に差し上げて大へん喜んでいただきました。一度精神病院に入院しますと、よくなって退院してもとかく世間の人々は冷たい目で見ますので、病気になったことを後悔する人がいるでしょうが、私は入院中に習ったことが今でも役立っていますので、後悔するどころか諸先生方に感謝の気持で胸がいっぱいになります」と書いてあった。

このような手紙を受け取った例はしばしばあることだが、病院生活中に施したO・Tが入院中にのみとどまらず、退院後の更生に心の糧《かて》として役立つことは本当に望ましいことである。O・Tの目的はもちろんここにあるのではないが、こうして一石二鳥の結果が得られることも病院関係の方に認めていただきたいと思う。

精神病床の少ない日本では、座敷牢のような所に患者を閉じ込めているという例を田舎ではたまたま耳にすることがあるが、村の保健婦の方々にでもO・Tのほんの初歩を理解していただければ、その指導で本人も家族も明るさを取り戻すことができるケースが、かなりあるのではないだろうか。

当時私は独身であったから、親が子を思う気持や、家庭の主婦でありながら病気のため家事にたずさわることのできない心苦しさを経験したことがなかったため、彼女の立場と自分とを置きかえて彼女の気持を充分に理解することができなかったと思うが、現在の私は家庭の主婦であり、子を持つ母として、彼女の気持がよくわかる。まだ彼女が話をすることができなかったころ「子供がいるから早く家へ帰りたい」と震えた文字で書いたことが、今もはっきりと印象に残っている。そして、O・Tの治療者は、治療に当たって、できるだけ相手の立場と自分とを置きかえて相手の気持を想像し、理解するよう努めなければならないことを痛感した。

(5) 九大病院心療内科での治療体験

心療内科という科は、現在日本ではただ一カ所、九州大学医学部附属病院に置かれているだけであるが、そこでは、体の症状が主体となっているノイローゼや多くの心身症を扱っている。すなわち、精神身体医学によって、心から起こる体の病いの治療にあたっているのである。

私は、ごく短期間ではあったが、その九大の心療内科でO・Tのお手伝いをしたことがある。今までO・Tは精神病、ノイローゼ（精神症状だけを訴える）、整形外科、結核のアフター・ケヤー等にしか適用されていなかったが、心療内科で初めて、体の症状が主体となっているノイローゼや心身症の患者にも適用されることが実証され、私は今後の発展に大きな期待をかけている。ここに、そのなかの一例をあげてみよう。

O嬢は二十一歳で、食欲不振を訴えて二、三の病院を訪れたが、或る国立病院の診断で「レントゲン検査によると胃が骨盤の中まで下がっている、この病気は一生治らない」と言われ、もともと神経質な彼女はこのことばに非常なショックを受け、食べ物に過度に神経質になった。

彼女が心療内科を訪れたのは三年前の秋で、そのときはすでに骨と皮ばかりにやせ細っていた。彼女はこの二カ月ぐらい、一日に牛乳一本とリンゴ一個しかとっておらず、それ以上むりに食べようとすると胃部が苦しくなり、ひどく不安になるということである。はじめ顔のニキビを苦にし、なんとか治そうとして減食しているうちに、次第に本当に食欲がなくなって身体がやせだし、無月経などの症状が出てきた。

そこで心療内科では胃のレントゲン写真をとったところ、胃はたしかに下垂していたが、粘液はきれいであり、通過時間も正常であることがわかり、胃下垂恐怖症と診断して、彼女に病状をよく説明し、心理療法を行ないながら徐々に食べ物を増量させたところ、一時は三十四キロしかなかった体重が約五カ月でもとの四十五キロにかえった。

彼女の頭にこびりついている胃下垂の恐怖をやわらげ、病的思想を遠ざけて食欲を出させる方法はないものかと、私が主治医から相談されたのは、ちょうど食べ物を増量し始めたころであった。主治医からの依頼の理由は次のとおりであった。

「患者は非常にやせているが活動的で、何もしないでいると退屈で困るという。絵、手工芸なども好きらしいので、そういう面から指導していければ病状にも好影響が期待できるのではないかと思う。ただ、全般的に体力がないと思われるので、身体的な労働、過激な運動はしばらく避けていただきたい。」

この申込みを受けた私は、主治医から、さらに詳しく彼女の病気の経過や現症状について説明してもらった。そして、さっそくアシスタントと二人で彼女を病室に尋ねた。彼女は数日前、私が心療内科の入院患者たちを集めてO・Tを紹介し説明したときに出席していたので、すでにこの療法についてよく理解していた。このような点は精神科の患者たちとだいぶ違っている。治療者はウォーミング・アップ（誘導への準備期間）が省けるのである。

彼女の枕元をみると、いかにも女の子らしく千羽鶴や人形、造花等がきちょうめんに並べられてあった。「あなたが作ったの？」と聞いてみると、「いいえ、お友だちからお見舞いにいただいたものもあるし、このお人形はかわいいので私が買って来たの」と、その人形を手にとってくれた。そこで私は、彼女をO・Tへ誘導する一つのきっかけとして、「こんなお人形さんを自分で作ってみない？　いろいろ材料を用意してあるから一度来てごらんなさい」と言って、その日はそのまま病室を去った。私は内心、これだけで彼女が私のところへ来ることに興味を持つだろうかと疑問に思ったが、あまり強制してはかえって彼女に精神的な負担を与えることになり、また、ほかの治療者の妨げになってもいけないと思って、次のO・Tの日を待って彼女の反応を見ることにした。

それから三日後の午前十時、彼女は私の期待にそむくことなく笑顔で治療室に姿を現わした。この時とばかり、用意してあった材料を見せ、種目の一つ一つをわかりやすく説明した。レース編やクロス・ステッチ、フランス刺繍のような種目は肩がこり過ぎるし、完成までの過程が長過ぎ、そのうえ根気のいる反復作業は彼女の現在の体力では無理だと思い、工作過程が変化に富んでしかもフェルト、コールテン、ワタ等の柔らかい感触のものを材料とする動物の縫いぐるみを製作するようすすめた。

教本の中の色写真を一枚々々興味深そうに見入っていたO嬢は、象の縫いぐるみを作りたいと言っ

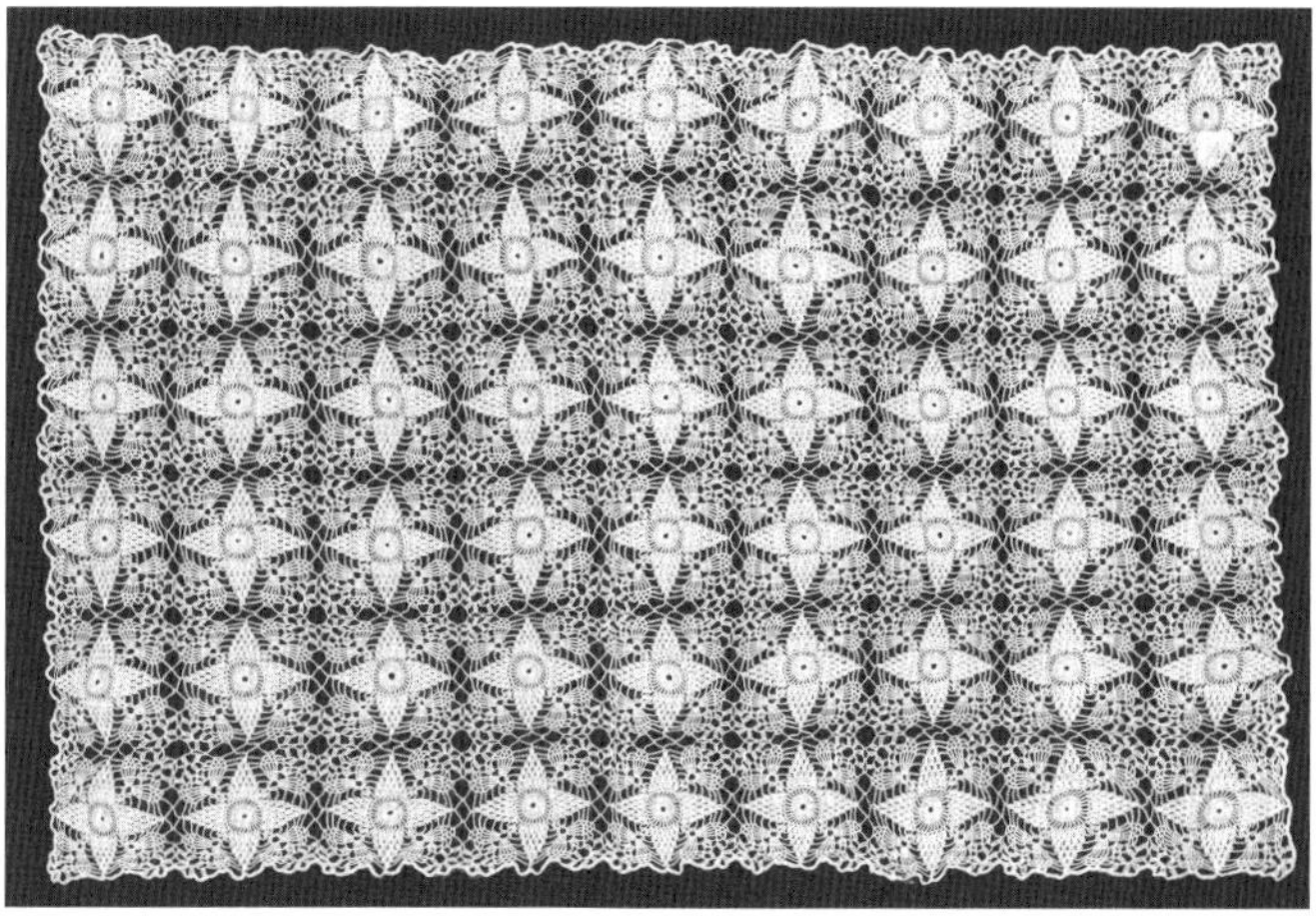

写真７　Ｏ嬢が製作したレース編のテーブルクロース

て、さっそく型紙を作りにかかったが、教本通りの型紙を利用すると手のひらにのるぐらいの大きさにしかならないので不満らしく、自分の好きな大きさに拡大して作りたいと言いだした。

もし患者の製作態度が受動的でしかも消極的であれば、たいていの場合、教本どおりのデザイン、色彩、大きさを模倣するが、彼女は能動的で、自分の製作意欲を示してくれたので、きっとＯ・Ｔを通じて気分転換ができ、たとえ一日に一、二時間であったとしても、製作中は病的思想から彼女を遠ざけ工作をエンジョイしてもらうことができるのではないかと思った。

小さな型紙から象の頭、胴体、手足などをいったいどうやって寸法に狂いなく拡大することができるのかと私自身その方法を考えていたところ、二日目の朝、病院前の文具店から拡大用の物差を買って来たといって、その物差と色とりどりのコールテンの布をたくさんかかえて入って来た。その時の彼女の表情は、明るく希望にもえていた。それ以来〇・Tの日には必ず出席し、心から製作を楽しんでいるようであった。入院生活の余暇を利用し自分の趣味を生かして製作に集中することは、退屈のあまり、病気を苦にして心身にマイナスの影響を及ぼすことよりははるかに健康的ではなかろうか。

〇嬢の場合は、手工芸療法というよりレクリエーション的なものであったが、私はその時、〇・Tの歴史を書いたものの中に「約五百年前エジプトのソール王が病にかかった時（当時はおそらく精神作用で起きた病気とは診断されなかったであろうが）家来の者がなんとか王をお慰めしようと、琴をひいたり、トランプのお相手をしたり、木彫りをお教えなどしたところ、病気から気分が遠ざかり王は次第に快方に向かわれた」とあったのを思い出した。

その後間もなく私は家庭の事情で同科を去ったが、その後〇嬢は退院までの約三カ月間を〇・Tに通い、動物の縫いぐるみ人形に引き続き、レース編で約一メートル四方にも及ぶテーブルクロースの大作をわずか二週間で編み上げたそうである（写真7）。体力の状態から見て、このような早い完成は、彼女の手芸に対する興味の強いこと、製作中における集中力、熟練などを示している。さらに彼女は続いて絹糸ざしの手まり、ビーズのハンド・バッグなどを次々と製作し、彼女の疲労を案じていた主治医を驚かせた。

入院当座は食欲不振を訴え、体重はわずか三十四キロであった彼女は、退院時には十キロも増加し、心身ともに健康を回復したという。退院後は洋裁を習いに通うかたわら、家ではもっぱら手芸を楽しみ、時おり心療内科の外来へ診察を受けに来る時には、自分の作品を持って来て、入院患者たちに見せたり、O・T科へ記念として寄贈していったりしているとのことである。

医師による治療を受けることに消極的な患者や、治療、心理分析等についてゆけない患者たちにO・Tを施すと、急速に患者の緊張がほぐれ、他の治療への誘導が容易になるとともに治療効果を促進するという点で、心療内科におけるO・Tの必要性と効果を医師たちは認めている。また看護者が病棟の調整（患者同士や患者と看護者間の対人関係をも含む）、管理面にもO・Tの援助を依頼することがあり、そのような場合には関係者一同とコンファレンスを持ち、その結果によってO・Tが実施され、病棟内の融和を図っているとのことである。

患者たちの中には、検査が済み、安静期もとかれると、自由な時間をどう処分したらよいかと迷い、じっと病気を考え込んだり、取越し苦労をしたりする者もあり、無為に過ごせば精神的にも肉体的にも退化してしまうものもあろう。このような患者たちに一日の生活の目標を与え、規則正しい勉強や労作などをさせることによって、遠ざかっていた健康な生活のリズムを取りもどさせ、明るく、はりのある日々が送れるよう、入院生活に許された範囲内で、主治医の指示により病状に応じたO・Tを実施することに意義があると思う。

過日、心療内科の池見教授がテレビで話しておられたところでは、同科においては、その後もO・

Tが続けられ、ノイローゼや心身症の患者たちの治療の糸口となったり、治療過程において経過を調べる手がかりにもなっていることを知り、私は大へんうれしく思った。

精神病や神経症で入院していた患者が治癒し、いったん退院したのち、しばらくして再発し、また病院へもどって来る例は少なくないが、そのような場合に「あの医者は信頼できない」とか「病院での治療が不充分であったから再発した」などと思って治療者側に不満を抱き、病院を転々と変えて歩かなければ気の済まない患者がいる。しかし入院して治療を受けることによってたとえ全快したとしても、発病前よりすぐれた精神状態になることは稀であろう。もし同じ状態か、それ以下であった場合、その患者をとりまく社会・家庭環境における生存競争の激化や人間関係の複雑化、経済的な諸問題による直接・間接的な病気の原因を解決しなければ、病気がもとのもくあみになることは当然であろう。ところが現実には、経済問題をすみやかに解決したり、対人関係をスムーズにしたりすることはなかなか困難であるから、患者自身の物の考え方、受け取り方などを変えることによって自分を救う道を開いてゆくほかはない。それらの方法を専門家に相談して指示や助言を受け、症状の新しいうちに病気の早期発見と早期治療が望ましいのである。この場合、患者は治療や指導に当たる人を信頼し、両方が一体となって、健康という一つの目標に向かって努力しなければならないと思う。ちょうど運動会の二人三脚のように。

六、「精神病者の村」と「病院学校」

一般の人はおそらく、精神異常者といえば、何の自覚症状もない、あばれ廻っているバカのように考えているであろうが、決してそうとばかりは言えないのである。中には「家族の者に迷惑をかけているから、治るものなら何の治療でも受けますから、どうにかして一日も早く退院できるようにしてください」といって頼み込むものや、「子供三人を家に置いてきていますが、私のような病気のものは母親の資格がありません。私でなくとも他に子供の世話や教育のできる人がいたら、そのほうが子供たちにとってしあわせなのでしょうか、それとも本当の母親は世の中に一人ですから、私のようなものでもやはり母親でいてやるほうがしあわせなのでしょうか」と質問した母親もいた。精神病患者の場合は、むしろ自覚症状のある者のほうが不幸なのかもしれない。

私の友人の一人はこう言った。患者が異常だということを全然自覚しないで病院生活または収容所の生活に順応して天真爛漫に暮らしているものを、無理に治そうとして、患者が或る程度よくなれば自分の病気を意識して悩むであろうから、全快しない者にとってはかえって罪なことである。抵抗力の弱い者を摩擦の激しい実社会へ追い帰す必要はないであろう、と。

東京の松沢病院といえば誰しも条件反射的に精神病を連想するであろう。松沢病院はもはや病院というより一つの独立した組織を持つ村と言ったほうが適しているかもしれない。私が松沢病院を見学させていただいたのは昭和三十年ごろであったが、患者は半永久的入院者が大半を占め、従って作業療法が大々的なスケールで実施されていた。当時の作業療法の内容は男子患者には主として農耕、畜産、園芸、木工、印刷等の作業があり、六万余坪の敷地の隅々まで無駄なくそれらの作業に利用されていた。女子患者には家内工業的な封筒や袋はり、造花、衣服の補修等の作業があり、入院患者たちの日常生活に必要なものの大部分が自給自足によってまかなわれていた。

横浜にある神奈川県立芹香《きんこう》院は内作業、外作業ともに充実した内容と施設を持ち、作業療法も単なる肉体労働でなく、O・Tの理論にもとづいた治療的プログラムが組まれ、幾人かの医局員と作業の専任者が指導に当たっている。私は約三カ月間、同院へO・Tの指導に通ったことがあるが、日本の現状から見て理想的なレベルに達しているのではなかろうか。

千葉県の船橋にある総武病院には、嗜好品（酒、コカイン、モルヒネ）や、覚醒剤、睡眠剤等の中毒からきた精神障害者が主として収容されているが、これらの患者たちにも作業療法による職業補導を退院後の更生に役立つように指導している。

しかし、右のいずれも精神病者の治療と療養を兼ねた病院であって、アフター・ケアーだけの独立した施設は国内に一カ所もない。精神病患者の場合も、結核患者と同様に、発病→入院→アフター・ケアー→社会復帰といった四段階のシステムを持つのが理想的である。しかし、分裂病患者に対する精神療法が健康保険ではごく一部の患者にしか認められていないような日本の現状であるから、このようなシステムが実施されるのはまだまだ遠い将来のことであろう。

アフター・ケアー施設には将来社会復帰の見込みのあるものだけを収容し、一方、全く実社会へもどれる見込みのない者のためには、いっさいを自給自足によって営める患者だけの小さな独立した村があったらよいと思う。このような環境があれば、治癒できない患者たちをむりやり実社会に順応させようとする必要もなく、異常者だけの結合団体である異常社会で、彼らの能力、体力に応じた生活を営み一生を送ることができ、そうなればおそらく精神異常者を持つ家族の経済的精神的な負担が軽くなり、患者たちも、受け入れられた新しい社会で、廃人扱いされずに、不幸な者同士が力を合わせて、それぞれの長所を生かした仕事をすることができるであろう。よく世間では「精神病者は生けるしかばねだ」などと冷たいことを言って廃人同様の扱いをし、相手にもしないことがあるが、現状では、患者たちが更生して何かの役に立ちたくとも、そのチャンスと環境に恵まれていないのではなかろうか。

優生学的な問題には私は触れなかったが、この面でも「村」は考慮に値するのではないかと思う。

私は夫の転任に伴い、北は北海道から南は九州まで、すでに数カ所の公立と私立の精神病院に勤務してきた。

どの病院も個々に異なった特色を持っている。或る病院は患者の社会復帰を目的とする治療を主とした治療病院で、あらゆる治療を積極的に行なうと共に、デイ・ホスピタル、ナイト・ホスピタルのシステムも設けられてあった。或る病院は治療と収容の両方を兼ねており、また他の一つは収容することに重点を置いた病院であった。いずれの病院においても私は〇・Tを担当したが、病院によって或るときは精神療法を多分に取り入れた〇・Tであり、或るときは、作業的な、あまり患者一人々々についての症状や精神状態等を考慮せずに肉体活動を主としたものであった。

精神病院といえば多くの人は、鉄格子に囲まれた監禁状態の寒々とした病院を想像するであろうが、最近ではそんなところは少なくなっている。中でも福岡市にあるH病院は、精神病患者にとっての夢のパラダイスともいうべきところで私は数年前、その病院において約一年半〇・Tを担当した。

私が初めてH病院を訪れたのは七月の上旬であったが、病院の門のあたりから本館まで一帯にぎっしりと観葉植物や草花が、今を盛りに目のさめるような美しさで咲き乱れ、まるで別荘か避暑地にでも来たような気がした。

病院は別館、新館等に分かれ、ベッド数は約百五十床であった。本館の一部は昔のままでだいぶ建物が古く、暗い感じのする部屋もあったが、入院患者たちは溌剌とした表情で非常に明るい療養生活を送っている。そのうえ、全患者の礼儀作法が他の病院に比べてよく訓練されていて気持がよい。ここが精神病院かしらと、長年勤めた経験のある私でさえ驚いたほどである。

百五十床中そのほとんどが開放病棟で、閉鎖されているのはわずか二十床ぐらいであった。このほかに保護室が二部屋あるが、これらは万やむを得ない場合以外は使用しない。全病棟を開放病棟にもっていくことができれば理想的であろうが、しかし患者はありとあらゆる種類の症状を持っているから、入院当初は、ひどく興奮状態にあるもの、落着きのないもの、自他を傷害するおそれのあるものが多く、強度の薬物療法や物理学的療法を施さなければならないので、その期間中は監禁し、手厚く看護する必要がある。しかし症状が次第にとれ、治療度が減るとすぐ本館や別館等の開放病棟へ移し、私たちの平常の生活とほとんど変わりない様式で四、五人ぐらいずつを一つのグループとして一部屋に入れる。必要に応じて外出、外泊もできるし、病院には鉄格子もなければ垣根やコンクリートの塀等もめぐらしていないが、私は患者が逃げたということを一度も耳にしなかった。四、五人ぐらいずつを一つのグループに組織していることによって患者間に心のつながりができ、たとえ或る患者が逃げ出したい気持になったとしても、患者同士が助け合い、医師や看護婦の手をわずらわさずにグループの力によって善導できることもしばしばある。このような基礎的な組織ができていればこそ、病棟を開放にしても成功するのだと思う。そしてまた、院長始め各医師、各看護婦の患者に対する誠意ある治療、愛情、献身的な看護が、知らず知らずのうちに患者たちに反映しているのであろう。それらの好意を裏切って病院から逃げ出すような行動をする者はなかった。

毎朝起床後ただちに各部屋を患者自身の手で掃除し、身の廻りもきちんと整理整頓される。各病棟で一週間交代で決められた班長が責任をもって分担区域の掃除状態を見てまわるから、一般の家庭よりむしろ清潔なくらいである。

朝食の前に時間のある時は、院長みずからクワやシャベルを持って率先して病院前の花壇の手入れや除草に出る。もちろん患者たちの中で肉体的に健康なものは男女、年齢を問わずこれに加わるが、いやいやながら作業しているのではなく、参加の態度が積極的であり、みんなの楽園をより美しくするために一生懸命であった。一般にはよく精神病者に作業をさせることを病院の使役と考える傾向があるが、作業させる病院側の考え方や作業のさせ方によって、使役にもなり、患者の治療、運動のためにもなるのである。患者の家族のなかには「入院費を払っているのに、わたしが病院へ見舞いに行くとうちの子はいつも雑巾バケツや箒を持って働いている」と憤慨するものもいるが、もし病院が従業員の手不足を補うために患者の病状を考慮せずに病院側の事情に合わせて雑務をさせるようなことをすれば、それは使役である。だが精神病患者、特に分裂症の患者たちの主な症状の一つとして、第一に積極性と自主性を失い、仕事をする意欲がなくなるのはもちろんのこと、体を動かすことさえしょうとしなくなる。このようなとき、女子患者は髪もとかず、今までしていたお化粧も全然しなくなり、身だしなみをかまわなくなるのが目立つ。たとえ薬物療法、精神療法、物理学的療法を施しているとはいえ、四六時中ベッドの上に寝てばかりいたのでは、運動不足になるばかりか、仕事をする意欲など全然湧いてこない。このような患者たちに、院内でできる簡単な仕事や家畜の世話、花壇の手入れ等、適度な作業を係員の指導のもとに秩序をもって規則正しく行なわせることは、他の治療とともに必要なことである。

この病院を私は「病院学校」と呼んでいる。それは、治療と教育、レクリエーションの両方が患者の入院生活中に同時に行なわれているからである。

ここにその内容をちょっと紹介してみると、毎日午前中は精神科と神経科の診察と治療が行なわれる。このほか週一回、入院患者の中で内科的な病気を併発しているものやその予防のための内科医による診察がある。

O・Tと聖書研究会が週二回、手芸、料理、絵画、コーラス、園芸等が一回ずつ、レクリエーションとしてバレー・ボール、野球、卓球、フォークダンス、スクエヤダンス、音楽鑑賞、ピクニック等が余暇を利用して行なわれている。O・Tは私が担当し、平均十二、三人の女子患者で院長の指示のあったものだけがこれを受け、聖書研究会は教会の牧師さんの講義を開放病棟の患者たちのほとんどが病院の娯楽室で受講している。手芸、料理、絵画、コーラス、園芸の勉強には院外からそれぞれ専門の先生が見えて指導に当たっている。それらの科目には、開放病棟の患者たちの中で受講に精神的・肉体的に支障のないものは一人でも多く参加することを奨励している。このような盛りだくさんのプログラムによって入院患者の一人々々が毎日を有意義に送っている。

開放病棟の患者だけを見ていると、もともと軽症のものばかりを入院させたかのように見えるが、決してそうではない。どこの精神病院でも見られる重症患者も次々と入院して来るが、閉鎖病棟で一定の治療を終えると開放病棟へ移され、異なった面で治療は続けられるが、それと併用して種々のプログラムに参加させ、心身の活動を図らせることによって病気の回復を促進させているのではないかと思う。一人々々の個性を見出し長所を伸ばすように善導すれば、特殊な患者を除いたほとんどが、見違えるように生き生きと健康を取りもどしていくのに驚いた。閉鎖病棟から移されたばかりの患者が、こうした雰囲気の中で周囲の患者たちに感化され回復を促進していることも確かだと思う。

私はオレゴン大学にいた時、精神薄弱児と肢体不自由児の病院学校へ実習に行ったことがある。その病院学校は文字どおり一つの建物の中に病院と学校との設備を備えていた。子供たちは診察、治療を毎日受けながら同時に一人々々に適した勉強と必要な生活訓練を受けていた。寝泊りは少し離れた所に寮が完備され、兄弟姉妹のような年齢に当たる子供たち四、五人を一つのグループとして、保母さん一人が母親代りになって生活（衣食住）の面倒を見ていた。病院学校と寮との往復は専用バスによって送り迎えされていた。この病院学校を見た時、私は日本でもこのような組織で精神病患者が治療と教育の二本立てで入院生活を送ることができたらどんなにしあわせだろうと思った。それに近い組織がこのH病院で実施され、入院患者の治療、教育、生活指導、団体訓練等あらゆる面に効果をもたらしているのに私は驚きの目を見張った。そして、私自身、この病院において、実に多くのことを患者たちと共に学び得たのである。

一般の人々はとかく精神病や神経症に対する知識が浅く、精神障害者に対する偏見視の傾向が強い。私は世間が少しでも精神病や精神障害者に対する認識を新たにし、精神の素質を向上させるため精神病の悪質遺伝を防ぎ、些細な精神的・肉体的原因で精神の異常を起こさず、かつバランスのとれた円満な人格の持ち主になるよう各自が精神の健康保持を図り、明るい社会生活を営むことを望むものである。

社会的や家庭的に欲求不満を感じ、直面する問題の解決に悩み、事態を乗り越える抵抗力を失って生活のバランスが崩れると、アルコールに走ったり、睡眠薬を乱用したりする人が多い。それらは単に逃避行為であり、一時の気晴らしや快楽に過ぎないのであるが、そうまでしても心にゆとりを持ちたいのは人間の本能であり、また自己満足欲を満たそうとする強い欲望からであろう。

しかし、アルコールや睡眠薬に溺れる前に、趣味と取り組んだらどうであろうか。アルコールや睡眠薬に中毒すれば、人格や生活を崩壊し、精神障害者となる例が少なくないが、趣味は重ねれば重ねるほど人の個性に美しさをプラスする。家庭の主婦も、家事で疲れた心身を趣味を通じて癒やし、健全なレクリエーションによって明日への意気を大いに養っていただきたいと思う。自己満足欲を健全に満たす方法、すなわち広い意味でのO・Tは、精神障害者にのみ限られているものではないと思う。

〔付〕　Ｏ・Ｔについて

――「教育と医学の会」第二回関西大会における研究発表要旨（一九六四年）――

Ｏ・Ｔとは、オーキュペイショナル・セラピイ（Occupational Therapy）の略称で、私は「心理作業療法」と訳していますが、「精神医学的作業療法」とも言われています。

Ｏ・Ｔには大別して三つの種類があります。一つは神経科・精神科の患者を対象としたもの、第二は整形外科でおもに肢体不自由者を対象とするもの、次は内科で主として結核患者のアフター・ケアーの段階を対象とするものですが、このほか、最近は心療内科でも身体の症状を主として訴えているノイローゼ、あるいは心身症の患者にも用いられています。

Ｏ・Ｔの理論と趣旨ということになりますとたいへん範囲が広いので、ここでは神経精神科の病院におけるＯ・Ｔについて述べたいと思います。

まず第一に、入院生活という限られた環境の中で、できるだけ普通社会の生活に近いもの、つまり生活の喜びを味わわせるよう患者の精神生活の充実をはかるということがＯ・Ｔの大きな役割になっています。

第二に、それらの患者がふたたび社会へ戻ったときに不安なく日常生活に順応してゆくことができるよう、O・Tは病院と社会の一つのかけ橋として、入院中にできたギャップをせばめるように、そして自信を喪失している患者たちを常に励まして教育指導してゆくこと、つまりリハビリテーションのような役割をいたします。

第三に、O・Tに参加させることによって、入院中無為にすごすために意志・感情などがますます鈍麻してゆくのを防ぐとともに、病的思想から遠ざけて気分の転換をはかります。

第四に、神経精神科の患者の中には肉体的には比較的健康な者も多いので、このような患者にはO・Tを通じて適度な刺激と運動を与えて心身の活動をはかり、健康の保持、体力の向上に役だたせるようにします。

第五に、O・T参加の患者たちによって小さなグループを組織しますので、団体訓練にも役立ちます。特に精神病患者のおもな症状の一つとして、これは分裂病患者に多いのですが、社会性・積極性あるいは自主性などに欠けていますので、そのような患者たちにも、のちほど申し上げるO・Tのプログラムを通じて、動機づけや訓練などをします。

第六に、精神科の患者はとかくせまいカラの中に閉じこもって、自己を表現しようとしなかったり、あるいは自己表現力を失いかけていますが、そのような患者にも、O・Tを通じて警戒心を取り除き、緊張をほぐして、プログラムに参加しているときの患者本来のごく自然な状態の中から、医師、心理学者、ケース・ワーカーなどが見出すことのできなかった面を、別の角度から見出すようなことがしばしばありますので、O・Tの実施中には患者をよく観察して、一人々々についての観察記録表、経過報告書などをほかの治療部門（物理的な治療あるいは薬物治療など）に提出して、それらの治療の参考資料や糸口とすることもあります。ですからこの場合、O・Tは、単独で行なうことよりも、各部門とタテ・ヨコの連絡をとって、これらの治療と並行して行なわれることが望ましく、またそのほうが効果をあげるようです。そして、このためには、各治療の関係者と話し合いの場をもつということが非常に大事なことであって、O・Tだけの一方通行にならないようにしなければならないと思います。

第七に、O・T実施に当たっては、まず患者の主治医から適当と思われる患者を推せん、あるいは選出してもらい、その患者のおもな症状とかO・Tでの治療目標、すなわち医師はどういうことを患者に対して希望し、実施してもらいたいかなどのことを書いてもらいます。またO・Tの失敗例などが出るそうですので（私はまだ失敗を経験したことはありませんが）注意事項なども念のため書き添えてもらっています。それを参考にして、O・Tのセラピストは患者をインタビューします。インタビューのポイントは、患者一人々々の能力、過去の経験とか趣味・希望、必要性などを見出して、O・Tのプログラムの中から最もその患者にふさわしいと思うプログラムを与えることであります。

次にO・Tのプログラムを紹介しますが、現在日本では、この療法を全面的に実施しているような病院がありませんので、ここではアメリカのアイオワ州立精神病院で私が実習したプログラムの一部を簡単にご説明申し上げます。

O・Tのプログラムには、美術療法、手工芸療法、音楽・レクリエーション療法、作業療法の四つの部門があります。

(1)美術療法のプログラムを簡単に申しあげますと、スケッチ、水彩画、クレパス画、フィンガー・ペインティング、モザイク、版画、壁画、指人形の製作、粘土細工（紙粘土あるいは油粘土）といったものです。

(2)手工芸療法では、いろいろな模型製作、刺繍（フランス刺繍、スエーデン刺繍、クロス・ステッチなども含まれる）、造花、レース編、人形づくり、ぬいぐるみ動物、木彫り、鋳金（これは細かい金属の加工のようなものではなくて、アルミ板、しんちゅう、ブリキなどを使った簡単なものです）、陶器づくり（これも簡単な焼きものです）、皮細工、織物などがあります。これらのプロジェクトは患者の独創性を生かして自己表現のできるようなもの、想像力・創造力を養うようなもの、それから、製作品の大小にかかわらず患者が、自分の手で何かある物をつくりあげることができたという満足感を味わえるもの、また興奮状態の患者に一つのはけ口を与え、患者の心の葛藤や激情などを建設的な方法で発散させながら、一方それが一つの作品として完成されるよう誘導します。ここで指導ということばを使わないのは、指導者つまりセラピスト自身の好みとか意見といったものを入れずに、なるべく患者本来のものが表現されるようにしますので、あえて誘導という言葉を用いています。それから落着きのない患者には集中力・注意力を養うため、それらを要するプロジェクトを与えたり、持続性のない患者には一つ一つの進行過程のはっきりしたもので、その積み重ねによって一つの作品が完成されるようなプログラムが適しています。また自信のない患者、消極的な患者、対人関係のよくない患者などには、単独で行なうプログラムよりも、二、三人あるいは四、五人のグループを組んで製作させる、いわゆるグループ・プログラムが適しています。また、症状の変わりやすいムラのある患者には、反復を要するプログラム、たとえばフランス刺繍で模様をつけるような場合でも、一つだけ、または一カ所だけにつけるのではなくて、それらを連続模様式に何べんも繰り返させる、あるいは四すみに同じものを一つずつつけさせ、その場合、さし方、糸のひきつり方、ゆるみ具合などが四カ所とも平均がとれているか、また、どのような変化をあらわしているか、それらがその間の患者の症状の変化とどのような関係があるかなどということを見たりします。出来上がった作品の良し悪しはあまり問題ではなく、むしろ製作過程における患者の態度といったものを見ることのほうがかんじんです。

(3)音楽・レクリエーション療法。これは、大きな病院では二つに分けているところもありますが、私は一つにして行なっています。種類は、いろいろな楽器の演奏法の指導、コーラスの組織、レコード・コンサート、各種の室内遊戯、屋外でのゲーム、卓球、野球、バレーボール、フォークダンスなどで、たとえばレコード・コンサートにしても、単に音楽鑑賞というのではなく、躁状態の患者には沈んだ落ち着いた曲を聞かせ、うつ状態の患者には明るい陽気な曲を聞かせて患者の感情のバランスをはかり、またその曲を聞いたあと、どのような反応を示すかを見たり、曲の感想などを書かせてその患者の気持を表現させるチャンスを与えるということにも使われております。野球にしましても、単にプレーに参加させるだけではなく、団体の一員であるということを自覚させて互いに助け合うなど、チームワークのたいせつさを、経験を通じて、みずからさとらせるようにもってゆきます。

(4)作業療法は、生活指導を含めて行なわれます。ですから、普通の家庭でよく行なわれる仕事、たとえば炊事、掃除、せんたく、花壇の手入れ、簡単な野菜をつくったり家畜の世話をしたり、印刷、木工といったようなもので、これらもやはり一人々々の精神状態、健康状態を考慮した上で、患者の特技や長所を見出し、セラピストの指導のもとに行なわれるのです。ところが、今までの日本の精神病院を見ますと、治療病院ではなく特に収容病院の場合ですが、ともすれば治療でなく単なる肉体労働で終わってしまったり、あるいは病院の使役に患者を利用しているといった傾向が見受けられることもあります。単なる作業と作業療法のちがいは、今申し上げたようなことが考慮されて行なわれるかどうかによると思います。

時間の関係上、ごく簡単にしか説明できませんでしたが、ご質問があればどうかお聞きください。

質問　音楽療法の場合、どんなレコードがよいでしょうか。

長谷川　患者の症状により、二つあるいは三つのグループに分けて、それぞれに適しているレコードを選んで聞かせます。特にどういう患者にはどれという曲目がリストされているわけではありませんから、セラピストは事前に曲をよく聞いておくことが大事だと思います。それから、恐ろしいというような印象が残るレコード、楽しい印象が残るレコードを聞かせた場合、患者の反応がもし反対に出たとすれば、そこに問題があるでしょう。また、ゆううつ状態のときにそういう楽しい曲を聞くことによって、少しでも患者の表情が明るくなったとか、あとの動作が軽くなったとかいうことをよく見てゆくことが必要だと思います。

質問　指導と誘導とはどう違うのでしょうか。

長谷川　製作という場においては、技術的なことは指導になると思います。たとえば丸い物を見ても、患者がそれを四角に感じたならば、丸く描くようにという意味の指導をするのではなく、四角なら四角に、患者の表現しようと思うことを表現させやすくもってゆく、それが誘導です。それから精神的な指導になりますと、これは単に誘導ではなくて本当によい話し相手、相談相手として患者を指導・教育してゆかなくてはならない時もあります。結局、製作するということは一つの表現ですので、患者がもっているものを、できるだけそのまま表現させるような雰囲気にするというところが、学校の教育などとちがうところで、あるものを習ってここでそれを身につけなければならないというのではなく、今持っているものをそのまま表現させようという意味です。

質問　O・Tの技術を身につけるには、日本ではどうしたらよいでしょうか。またアメリカではどういうものがありますか。

長谷川　アメリカでは大学にO・T専門の学部があるところや、O・Tのカレッジ（専門学校）がありますから、それぞれに必要な教科書や設備も全部そろっていますが、日本ではまだその教育機関がありません。特に精神科のO・Tというのがありません。最近ようやく整形外科の、特に肢体不自由者を訓練するためのO・T指導者の養成機関が東京都北多摩郡の国立療養所東京病院付属リハビリテーション学院にできたところです。

〔注〕その後新たに左の養成機関が設立されています（一九七四年一月追記）。
北九州市　九州リハビリテーション大学校
府 中 市　東京都立府中リハビリテーション学院
堺　　市　国立療養所近畿中央病院付属リハビリテーション学院

あとがき

米国オレゴン州立大学、ならびにアイオワ州立精神病院で修得した精神医学的作業療法を通じて精神障害者に接して十五年、この間家庭の事情で転居したため、七カ所の病院で当療法（О・Т）を実施するかたわら、神経精神病院の実状をつぶさに学ばせてもらった。

昭和二十九年、私が北海道立札幌医科大学附属病院円山（精神科）分院でО・Тを試みたのが日本では最初であり、私の知っている限りでは未だ正規の精神科О・Тを取り入れた病院がない。精神医学に新しい治療分野を開拓することができたらと精神障害の治癒を願いつつ、微力ながら与えられた場でО・Тの啓蒙と普及のために精いっぱいの努力を続けてきた。今後も私なりにО・Тを通じてできるかぎり社会福祉のために貢献したいと願っている。

一般の人々はいまだに精神病や神経症に対する知識が浅く、精神障害者に対する偏見の傾向が強い。精神病は治らぬもの、家門の恥などと信じ込んでいるらしい。また、精神病院といえば、獄舎のようにつめたい鉄格子が張りめぐらされ、患者の行動に終始監視の目が注がれている監禁状態を想像している人が少なくないが、決してそのような病院ばかりではない。患者の症状によって異なりはするが、社会復帰を目的とする治療病院の中には全病棟がオープン・システム（開放病棟制度）をとり、治療が活発に行なわれているところもある。また、デイ・ホスピタルといって、日中は病院で治療、教育を受け、夜間のみ自宅へ帰るものや、ナイト・ホスピタルといって、日中は病院からそれぞれの職場や学校、あるいは自宅に通い、夜間を病院で過ごすものもいる。

私は世間が少しでも神経症や精神病についての認識を新たにし、それらの障害者に対して理解を深めるよう努めるとともに、些細な精神的・肉体的原因で精神の異常をおこすことなくバランスのとれた円満な人格の持ち主になるよう各自が精神の健康をはかり、明るい社会生活を営むことを望むものである。

私たちの住む社会や家庭環境において人間関係の複雑さ、職業の適性や経済的な諸問題の解決に悩み、事態を乗り越える抵抗力を失って人生のバランスが崩れると、働く意欲を失い、アルコールに走ったり、睡眠薬を乱用したりする人が戦後非常に多くなった。それらは単に逃避行為であり、一時の気晴らしや快楽に過ぎないのであるが、人間がこうしてまでも心にやすらぎを求めようとするのは本能であり、また自己満足欲を満たそうとする強い欲望からであろう。しかしアルコールや睡眠薬に溺れる前に、趣味と取り組んで精神的な糧を求めてはどうであろうか。アルコールや睡眠薬に中毒すれば、人格や人生が崩壊し、精神障害を招く例は少なくないが、趣味は重ねれば重ねるほど人の個性に美しさをプラスする。また私が精神障害者にO・Tを実施した場合でも、趣味のある患者は無趣味な患者と比較して治療の糸口がつかみやすく、ウォーミング・アップやプログラムの選定なども容易であり、治療効果をより一層あげることができた。

家庭の主婦も、家事で疲れた心身を自分なりに趣味を通じて癒やし、健全なそして建設的なレクリエーションによって明日への意気を大いに養い、一家の安息所である家庭の雰囲気を明るく楽しいものにつくりあげ、円満な家庭生活を営んでいただきたいと思う。自己満足欲を満たす方法、すなわち広い意味でのO・Tは、精神障害者にのみ限られているものではないと思う。私自身O・Tの概念を日常生活の中に取り入れ、心身の健康につとめている。

本書は、私が実地にO・Tを通じて神経症、精神病患者を診た経験の記録をそのまま綴ったもので、今後多くの神経精神病院に治療の一環として普及されるよう、また精神病の夫をもつ妻、親子、いな、一般の人々の精神衛生のために少しでも役に立てばと考えてしたためた次第である。

この本を出版するに当たって、御指導とあたたかい御援助をいただいた大阪市立大学医学部名誉教授中脩三先生ならびに北海道立札幌医科大学中川秀三教授、さらに本書の編集に御協力いただいた慶応通信編集部に心から御礼申し上げたい。

昭和四十四年五月

長谷川峰子

復刻版あとがき

三十八年前に絶版になりました「精神医学的作業療法の実際」をお読みになりたい方々がいらっしゃいますことを知り、此の度復刻版を出していただくことになりました。

思えば六十一年前（一九五一年）に単身貨客船で太平洋を渡り、米国オレゴン州立大学に留学、アイオワ州立精神病院でインターンを終え、一九五三年に帰国、日本に初めて作業療法を紹介し、臨床の場で実際に作業療法を実施してきた訳ですが、最初の数年間は作業療法と云う名称すらなく、私が便宜上、心理作業療法と名付けていました。その心理作業療法を広く知っていただくため、十数年後にこの本を出版しました。

当初は、本をお読み下さった方々からご感想、ご質問、又励ましのお手紙等を沢山いただいて、その反響の大きさに驚くと同時にアメリカから作業療法を日本に導入し、その内容をこの本の出版に依って知っていただけましたことを大変嬉しく思いました。

今では全国に百七十六校の養成校が設立され、五万人のセラピストが活躍されていらっしゃいますが、恐らく治療のプログラムの内容は時代と共に色々変ったことと思います。でも病気の本質的なものは変らず、又セラピストの患者さんに対する愛情・誠意・仕事に対する情熱は変ることなく、一人でも多くの患者さん達が、健康で幸福な社会生活を営むことが出来ますよう、ずうっと、ずうっと作業療法が続けられ、時代のニーズに合わせた、益々効果的なプログラムを研究・実施されますことを心から願っています。

私があとがきに書かせていただきましたように、作業療法は精神に障害のある患者さんにのみ限られたものではなく、人間は本来動物であることを忘れず、文字通り動く物、自分自身に合ったプログラムを考え、体を動かすことを忘れずに、作業を通じて使える機能は使えなくなる迄、動かし続けていただきたいのです。その意味に於きましても此の度の復刻版が少しでもお役に立てましたら幸甚に存じます。

復刻版の出版に当りましてお世話下さいました日本作業療法士協会・株式会社CBR三輪社長に厚く御礼申し上げます。

最後に推薦文をいただきました先代の日本作業療法士協会・会長の杉原素子先生に衷心よりの感謝を捧げたいと存じます。

著　者

著者略歴（はせがわみねこ）

1929年（昭和4年）生まれ．1947（昭和22年）進駐軍（米軍）衛戍病院（札幌市）にて通訳ならびにO・T助手として勤務．1949年国家公務員特別職として北海道地方民事部教育課青少年課採用，翌1950年顧問に昇格．1951年北海道庁奨学制度にて精神科作業療法を学ぶべく米国オレゴン州立大学に留学，1953年アイオワ州立精神病院にてインターン．1954年帰国後，北海道立札幌医科大学附属病院神経科，1955年神奈川県立芹香院，1956年石橋病院（小樽市），1959年愛知県立城山病院，1962年疋田病院（福岡市），九州大学附属病院心療内科，1963年三国丘病院（堺市），1979年神奈川県立せりがや園，1972年大和病院（大和市）に勤務し精神医学的作業療法に従事．1978年同退職．以後義父の介護のため，自宅にて英語の私塾を経営．現在は夫との老々介護の日々を送っている．

復刻版　精神医学的作業療法の実際―Occupational Therapy

2012年 8月31日　第1版第1刷©

著　　者　長谷川峰子
発 行 人　三輪　　敏
発 行 所　株式会社シービーアール
東京都文京区本郷2-3-15　〒113-0033
E-mail／info@cbr-pub.com
Home-page : http : //www.cbr-pub.com
ISBN 978-4-902470-85-7
定価は裏表紙に表示
装　　幀　上村　浩二
印刷製本　三報社印刷株式会社

注）本書の原書は1969年8月20日慶應通信株式会社（現慶應義塾大学出版会）より発行されました